AF470243

HYGIÈNE

ALIMENTS, BOISSONS, CONDIMENTS, REPAS

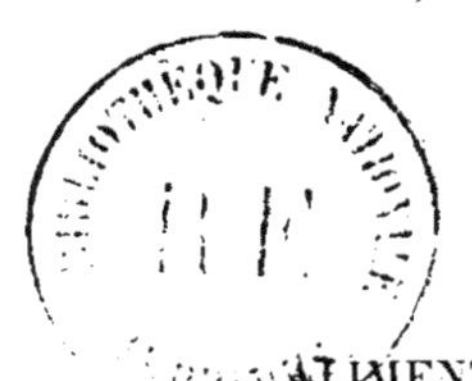

TOME PREMIER

ALIMENTATION, HYGIÈNE DES ENFANTS

Chap. Ier. — Anatomie et physiologie de l'appareil digestif.
Chap. II. — Alimentation des enfants depuis la naissance jusqu'au sevrage ; allaitement maternel, mercenaire et artificiel. *Maternisation de l'allaitement artificiel par l'Hydro-Lactomètre et le Paramicrobe de l'auteur.*
Chap. III. — Repas des enfants depuis le sevrage jusqu'à l'âge adulte.
Chap. IV. — Hygiène spéciale de la nourrice.
Chap. V. — Considérations sur l'hygiène du nourrisson et de l'enfant.
Appendices. — Soins d'urgence à donner dans les cas d'hémorragie, de syncope, d'asphyxie et d'empoisonnements. — Conseils pratiques. — Pharmacie de famille.

ERRATA

Page 25,	*ligne* 19,	*lisez* :	interversion,	*au lieu de* :	intervention.
— 29,	— 22,	—	alcalisée,	—	alcalinisée.
— 87,	*tableau*,	—	1,60 albumine,	—	3,60.
— 87,	—	—	2,80,	—	3,80.
— 166,	*ligne* 9,	—	enveloppement,	—	développement.
— 181,	— 10,	—	de tous les,	—	des
— 216,	— 25,	—	dose de cinq,	—	dose cinq.
— 243,	— 2,	—	boissons permises, boissons défendues,	—	boissons permises et défendues.

Docteur F. CAYLA

EX-CHEF DE CLINIQUE MÉDICALE A LA FACULTÉ DE BORDEAUX

HYGIÈNE

ALIMENTS
BOISSONS, CONDIMENTS ET REPAS

TOME PREMIER

ALIMENTATION, HYGIÈNE DES ENFANTS

APPENDICES

Avec figures intercalées dans le texte.

BORDEAUX

IMPRIMERIE G. GOUNOUILHOU

11, RUE GUIRAUDE, 11

1902

PRÉFACE

L'étude de l'alimentation est une des questions les plus intéressantes de l'hygiène infantile. D'une alimentation bien comprise et bien dirigée, en effet, dépendent la santé, la prospérité et le bonheur de la vie. La faiblesse constitutionnelle, la souffrance et la maladie, même avec la richesse, rendent l'existence pénible, languissante, mélancolique et douloureuse. Au contraire, l'équilibre des fonctions organiques, la santé, la force, qui nous permettent de *goûter* à la coupe toujours débordante des plaisirs que nous offre la nature et de contempler le spectacle si beau que l'univers déroule chaque jour à nos yeux, en le renouvelant sans cesse, constituent des biens infiniment plus précieux que les fortunes les plus opulentes.

Le pauvre diable qui n'a pour son repas qu'une soupe aux herbes, un morceau de maigre de cochon ou de lard, du pain ou des pommes de terre, mais

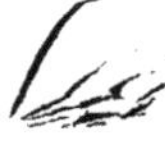

qui possède un excellent appétit, un estomac digérant à la perfection, et dont le sommeil n'est troublé ni par l'excitation énervante des condiments des cuisines savantes, et encore moins par les désirs angoissants d'un nouveau gain à réaliser ou la torturante perspective d'une perte à subir; ce pauvre, dis-je, est certainement plus heureux que le millionnaire devenu dyspeptique, neurasthénique, goutteux, rhumatisant et graveleux par la trop bonne chère, les excès de plaisir ou par le surmenage.

Je trouve moins enviable que le sien le sort du baron de X..., dont la table est pourtant bien servie, mais qui est obligé, pour éviter de grandes souffrances, de s'astreindre à un régime des plus sévères. Mal innervé par un cerveau dont le travail n'est presque jamais interrompu, même pendant le sommeil qui n'est souvent obtenu qu'à la faveur des narcotiques, son estomac ne peut supporter ni un verre de vin pur, ni une tranche de foie gras. Pendant que son intelligence s'épuise à la recherche de combinaisons nouvelles pour alimenter les diverses industries qui constituent son capital, le peuple de ses ouvriers et de ses employés, insouciant du lendemain, mange, boit, chante et s'amuse, danse et vit heureux. Moins désirable encore fut la destinée du richissime américain Vanderbilt, qui succomba, relativement jeune, vers l'âge de soixante ans, après trois attaques de paralysie provoquées par un surmenage cérébral excessif.

Mais en admettant que la fortune soit susceptible de procurer des satisfactions très grandes qui, en réalité, sont souvent plus apparentes que réelles; en supposant, ce qui est impossible, qu'elle mette à l'abri des souffrances physiques et morales, il faut reconnaître qu'elle n'est pas accessible à tous les individus dans la même mesure et que l'inégalité des conditions sociales, déjà bien adoucie par les réformes auxquelles se sont consacrés les esprits d'élite de la génération actuelle, subsistera tant que nous ne posséderons pas tous au même degré le génie, la beauté, la vigueur et toutes les qualités établissant dans l'espèce humaine les mêmes différences que, sous l'influence de causes d'un autre genre, nous voyons se manifester dans l'espèce animale et même parmi les végétaux.

Cette constatation est pénible pour certains esprits qui, dans la distribution des richesses naturelles, trouvent leur part trop petite et celle de leurs semblables trop avantageuse. Mais que faire, et n'est-ce pas une folie que de s'insurger contre les lois éternelles et sublimes de la création, que de vouloir tous les arbres d'une forêt avec la même taille et la même circonférence, que de souhaiter la suppression des fleuves parce que leurs flots roulent avec trop de fracas, dans un lit occupant trop de place et font ressortir, en leur infligeant une humiliation excessive, l'exiguïté des petites rivières?

Une ambition qui s'acharne à la réalisation de

réformes aussi insensées ne peut germer et se développer que dans un cerveau déséquilibré par une mauvaise éducation, un régime alimentaire défectueux ou par la maladie. Nous sommes une émanation de la divinité, mais nous ne sommes pas Dieu lui-même; et des aspirations dépassant nos aptitudes et notre organisation actuelles, qui ne représentent qu'un stade de notre progression vers la perfection infinie, ne pourraient que nous exposer à une chute plus profonde. Pour gravir les pentes escarpées des hautes cimes, il faut monter par petites étapes et avec une prudente lenteur. Des ascensions trop brusques ont presque toujours coûté la vie à nos plus courageux alpinistes. Pour arriver avec le minimum de peine et de souffrance au terme de la route que nous avons à parcourir; pour rendre notre vie terrestre supportable, nous devons nous habituer à borner nos désirs; et si, pour des raisons qui échappent à la perspicacité fatalement restreinte de notre intelligence, nous estimons que nous sommes nés dans un milieu trop modeste pour notre personnalité, nous n'avons qu'à nous résigner philosophiquement et à nous appliquer, dans toute la mesure de nos forces, à réparer les torts dont la nature s'est rendue coupable à notre égard. En nous pénétrant de ces vérités essentielles, nous nous rendrons utiles à nous-mêmes, et notre exemple ainsi que les leçons qui en découleront tout naturellement, contribueront autant et même plus que la richesse au bonheur de nos enfants; et puisqu'il ne nous appartient pas de leur transmettre cette richesse qui fait l'objet de tant de convoitises et qui, dans la plupart des cas, n'est en somme qu'un vernis brillant et trompeur sous lequel se cachent les plaies morales les plus hideuses, les monstruosités les plus ignominieuses : turpitudes, bassesses, lâchetés, mensonges, crimes personnels ou ancestraux, efforçons-nous de leur donner les véritables biens qui sont à la portée des plus humbles : l'amour du beau, du bien et du juste; l'habitude de la sobriété; la notion précise des règles d'une bonne hygiène; apprenons-leur à éviter tout ce qui pourrait contrarier le fonctionnement régulier de leurs appareils organiques et préparons-les à supporter stoïquement les épreuves innombrables et toujours pénibles de la vie.

Tous nos enfants peuvent avoir sous leur frêle enveloppe le germe des plus brillantes destinées. Notre histoire contemporaine fourmille d'exemples d'hommes issus des couches prolétariennes qui se sont élevés sur l'aile du génie jusqu'aux sommets les plus culminants de la hiérarchie sociale. Gloires littéraires, scientifiques, militaires ou artistiques : nous les voyons surgir presque toutes des milieux populaires, monter dans notre ciel, à peine visibles au départ, prendre ensuite un éclat de plus en plus resplendissant et briller à côté des astres les plus purs.

Mais les germes les plus féconds des qualités physiques ou morales ne peuvent se développer et grandir qu'à la faveur d'une culture raisonnée que les découvertes de la chimie permettent de diriger avec une perfection presque absolue. L'éducation complétera l'œuvre de la chimie, et l'idéal du philosophe de l'antiquité : *mens sana in corpore sano*, se trouvera ainsi réalisé.

L'équilibre des forces physiques favorise le développement et engendre l'harmonie des facultés intellectuelles. Les âmes supérieures ne se complaisent guère dans les organismes difformes. Les troubles morbides, apanage des tempéraments sans énergie, ébranlent l'intelligence aussi bien que la fibre nerveuse sensitive ou motrice. Un simple gravier égaré dans les conduits urinifères de Cromwell suffit à modifier de fond en comble les destinées de l'Angleterre ; la chute de la dynastie impériale et l'écrasement de la France pendant la sinistre guerre de 1870-71 eurent pour origine, d'après certains historiens, un gros calcul incrusté dans les parois vésicales de Napoléon III. La vigueur des hommes constitue la force des nations : les grands empires ont été fondés par des intelligences supérieures ayant à leur service des constitutions de premier ordre comme durée et comme résistance. Charlemagne, Louis XIV, Guillaume Ier, Bismarck en sont des exemples frappants. Il est vraisemblable que le régime suivi par ces hommes illustres fut toujours conforme à leurs besoins organiques.

Depuis la fondation de la troisième République

notre forme de gouvernement a subi les commotions les plus profondes par suite de l'insuffisance d'énergie physique et de l'usure trop rapide de ses chefs. Gambetta, Paul Bert, Jules Ferry et d'autres parmi les meilleurs sont morts au moment précis où ils étaient entrés dans la période la plus utile et la plus productive de leur existence. Leur organisme avait été probablement contrarié dès le début par une alimentation défectueuse : de là des tares latentes qui sont devenues des processus mortels dans les collisions inévitables des périodes de lutte et de transformation sociale.

C'est en nous inspirant de ces réflexions, d'une philosophie trop transcendante peut-être dans un traité de cette nature, que nous avons pensé qu'il y avait un intérêt supérieur à répandre dans le public, sous une forme facilement saisissable, les notions d'hygiène alimentaire avec lesquelles on peut obtenir chez les enfants le maximum de développement et de résistance physiques. C'est dans le but de faciliter cette tâche, particulièrement délicate mais essentielle, que nous avons entrepris d'écrire ce livre, malgré les occupations si absorbantes qui surgissent à chaque moment dans le cours de la vie active du praticien, qui découragent quelquefois, mais laissent quand même au fond de l'âme des enthousiastes et des convaincus la réconfortante et douce espérance que leurs travaux, bien qu'exposés à un effacement presque absolu par l'éclat éblouissant de ceux que les chefs d'école poursuivent dans le silence et dans la paix fécondante des cliniques et des laboratoires, intéresseront peut-être par leur côté pratique quelques-uns de leurs semblables et pourront leur être utiles.

Cet ouvrage est divisé en deux volumes. Dans le premier, nous exposons tout d'abord l'anatomie et la physiologie générales de l'appareil gastro-intestinal et nous étudions dans le deuxième chapitre, aussi complètement que possible, l'alimentation des enfants depuis la naissance jusqu'au sevrage et toutes les questions qui s'y rapportent, comme celles de l'allaitement maternel, mercenaire et artificiel. Dans ce même chapitre, nous décrivons une méthode personnelle d'allaitement artificiel, que nous avons dénommée *Maternisation de l'allaitement artificiel par l'Hydro-Lactomètre et le Paramicrobe;* viennent ensuite le gavage et le sevrage.

Le troisième chapitre traite des repas des enfants aux diverses périodes de leur vie.

Dans les deux chapitres suivants, nous résumons les notions qui concernent l'hygiène de la nourrice, du nourrisson et de l'enfant, et les appendices qui suivent se rapportent à un ensemble de connaissances pratiques qui devraient avoir une place dans tous les livres d'instruction, puisqu'elles sont d'une application journalière soit pour les soins habituels que l'entourage doit donner aux malades, soit pour combattre rapidement une certaine catégorie de maladies foudroyantes, de complications et d'accidents tels que : le choléra, les hémorragies, les syncopes, l'asphyxie et les empoisonnements. Nous terminons enfin par la description d'une pharmacie de famille, qui, d'après nous, peut rendre de nombreux et d'inestimables services.

Le second volume est consacré à l'étude des aliments, des boissons et des condiments, considérés au point de vue de leur composition chimique, de leur valeur nutritive et de leur digestibilité. Après avoir indiqué leur teneur en principes albuminoïdes, gras ou hydrocarbonés, c'est-à-dire le quantum d'éléments utilisables qu'ils renferment, nous déterminons dans le chapitre des *Rations* les chiffres qui représentent les quantités de ces mêmes substances indispensables aux besoins de l'organisme, de telle sorte que chacun puisse, avec une précision presque mathématique, composer les menus qui répondent le mieux aux exigences de sa constitution.

Ceux qui, par prudence ou par nécessité, tiennent à ménager leur estomac, trouveront plus loin tous les renseignements utiles sur la digestibilité des aliments : viandes, légumes et fruits. Nous avons dressé à leur intention des listes qui permettent de se fixer en quelques minutes sur les aliments très faciles, faciles, difficiles et très difficiles à digérer.

Les condiments ont été étudiés aussi à un point de vue essentiellement pratique et divisés en plusieurs catégories, suivant qu'ils sont : excellents, bons, passables, médiocres ou nuisibles.

En dernier lieu, nous donnons une nomenclature aussi détaillée que possible des aliments, des boissons et des condiments qui doivent faire partie ou être exclus du régime des adultes sains, des vieillards et des malades atteints d'affections aiguës ou chroniques : maladies inflammatoires fébriles, dyspepsies, constipation, rhumatisme, goutte, diabète, albuminurie, chlorose, anémie, neurasthénie, herpétisme, paralysies, obésité, etc., etc.

Bordeaux, le 1er juin 1901.

Dr F. CAYLA.

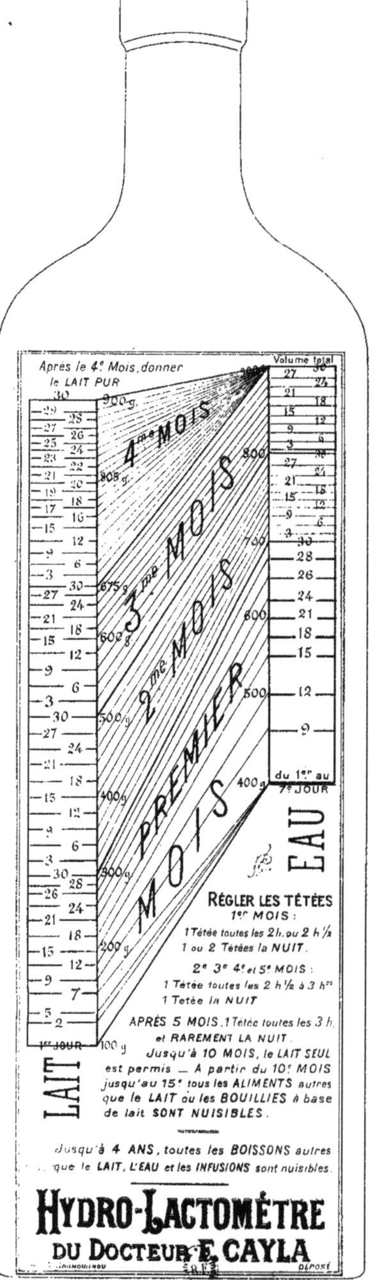

Après le 4e Mois, donner le LAIT PUR
Volume total
4me MOIS
3me MOIS
2me MOIS
PREMIER MOIS
du 1er au 7e JOUR
1er JOUR
LAIT
EAU
RÉGLER LES TÉTÉES
1er MOIS :
1 Tétée toutes les 2 h. ou 2 h ½
1 ou 2 Tétées la NUIT.
2e 3e 4e et 5e MOIS :
1 Tétée toutes les 2 h ½ à 3 hres
1 Tetée la NUIT
APRÈS 5 MOIS, 1 Tétée toutes les 3 h. et RAREMENT LA NUIT.
Jusqu'à 10 MOIS, le LAIT SEUL est permis — A partir du 10e MOIS jusqu'au 15e tous les ALIMENTS autres que le LAIT ou les BOUILLIES à base de lait SONT NUISIBLES.
Jusqu'à 4 ANS, toutes les BOISSONS autres que le LAIT, L'EAU et les INFUSIONS sont nuisibles.
HYDRO-LACTOMÈTRE
DU DOCTEUR E. CAYLA
DÉPOSÉ

HYGIÈNE

ALIMENTS, BOISSONS, CONDIMENTS ET REPAS

CHAPITRE PREMIER

Anatomie et Physiologie générales de l'appareil digestif.

L'appareil digestif est un canal qui mesure environ dix mètres de long, s'étend de la bouche à l'orifice anal et se compose de plusieurs segments de forme, de structure et de fonctions variables, mais concourant au même but : la transformation des aliments en substances assimilables, aptes à la formation et à l'entretien des tissus organiques et à la production d'énergie. Cette différence de fonction, de disposition et de contexture dans les fractions diverses d'un même conduit, qui représente un appareil unique et bien défini, est nécessaire en raison de cette particularité capitale que nos aliments eux-mêmes n'appartiennent pas à un type unique et que la diversité de leur composition exige une variété correspondante dans les réactifs et les ferments organiques chargés d'accomplir le travail si complexe et si important de la digestion. Les albuminoïdes ou principes azotés. les graisses et les substances hydro-carbonées représentent, en dehors des sels minéraux et des liquides, les trois ordres de matières indispensables aux besoins de notre organisme. Il faut donc que l'appareil digestif sécrète trois ferments doués de propriétés spéciales leur permettant d'attaquer ces trois ordres de substances et de les transformer en une matière liquide, diffusible, circulante, capable de pénétrer jusque dans les parties les plus intimes de nos tissus pour leur apporter les matériaux essentiels à leur rénovation ou à leur développement.

C'est afin d'assurer l'accomplissement de ces multiples opérations que la nature a donné une disposition spéciale à chacune des portions du tractus digestif et a disséminé dans l'épaisseur de leurs parois des organes sécréteurs d'une perfection et d'une délicatesse merveilleuses.

Les divisions du tube digestif sont disposées dans l'ordre suivant : la *bouche*, le *pharynx*, l'*œsophage*, l'*estomac*, l'*intestin grêle* et le *gros intestin*.

Bouche

Chez l'enfant naissant la bouche, dépourvue de dents et de glandes salivaires, est une cavité faisant l'office de ventouse et dont le rôle, purement mécanique pendant les premiers mois, consiste à faire passer le lait du sein de la nourrice dans son estomac par un simple mouvement de succion. Les glandes salivaires, au nombre de six, trois de chaque côté, parotide, sous-maxillaire et sublinguale, existent à l'état embryonnaire à la naissance et ne commencent à sécréter la salive que vers la fin du premier mois.

La parotide, placée en avant et au-dessous de l'oreille, s'ouvre sur la face interne des joues par le canal de Stenon ; le liquide qu'elle fournit est surtout destiné à imbiber les aliments. C'est elle qui devient le siège des oreillons.

La sous-maxillaire, logée dans une fossette placée sur la face interne du corps du maxillaire inférieur, vient déboucher sur les côtés du filet lingual par le canal de Warthon; la salive qui s'en écoule préside à la fonction gustative. C'est aux dépens du canal de Warthon oblitéré que se développent les grenouillettes.

La sublinguale située sous la langue, plus petite que les précédentes, déverse par le canal de Rivinus le produit de sa sécrétion qui est plus visqueux, plus gluant, et utile surtout au glissement du bol alimentaire [1].

Les trois salives parotidienne, sous-maxillaire et sublinguale ont, par conséquent, un rôle mécanique qui est propre à chacune d'elles. Quant à la substance organique, la *ptyaline,* qui convertit la fécule en glucose ou sucre, elle est le produit du mélange des trois liquides et constitue un corps nouveau résultant d'une véritable combinaison chimico-biologique.

Très réduite chez l'enfant, la quantité de salive sécrétée journellement chez l'adulte oscille entre 1,000 et 1,200 grammes. Elle contient du phosphate de calcium qui se dépose sur le collet et sur les bords de la couronne des dents et forme le tartre dentaire, très abondant chez certains sujets, particulièrement chez les graveleux, les calculeux, les goutteux, les arthritiques en général, et chez tous ceux qui négligent les lavages de la bouche avec un bon dentifrice antiseptique. La salivation augmente notablement sous l'influence de certains médicaments, tels que : le mercure, l'iodure de potassium, la pilocarpine, la racine de pyrèthre, l'impératoire, l'angélique, etc.

[1] Masse arrondie, formée d'aliments mastiqués et imprégnés de salive et prête à passer dans l'estomac sous l'influence de la déglutition.

On met à profit cette influence médicamenteuse contre les épanchements, les hydropisies, la goutte, le rhumatisme, l'urémie, et toutes les fois qu'une dérivation énergique paraît susceptible de déplacer une maladie locale ou de modifier un état général rebelle aux médications habituelles. La dentition, quelques affections de la bouche, toutes les inflammations connues sous le nom générique de stomatites, certaines intoxications alimentaires ou morbides, et souvent des troubles nerveux d'origine diverse, ainsi que l'imagination, peuvent également déterminer la sialorrhée (σίαλον, salive ; ῥεῖν, couler). Le souvenir aussi bien que la perspective d'un repas succulent provoquent chez les personnes réputées pour leur sobriété et surtout chez les gourmands une abondante sécrétion de salive. Personne n'ignore qu'en parlant d'un plat qu'on aime on a l'habitude de dire : « Rien que d'y penser, l'eau m'en vient à la bouche. » C'est ainsi qu'on donne une formule exacte d'une loi psychophysiologique qui n'est plus à démontrer. Les passions violentes, la colère, la haine produisent les mêmes effets. Sous l'influence de l'emportement et de la fureur, on ne se contente pas de saliver, on bave. Les passions nobles, les émotions sentimentales ou artistiques engendrent généralement des résultats diamétralement opposés : l'orateur peu familiarisé avec un public d'élite éprouve le besoin de suppléer souvent à la salive absente à l'aide du verre d'eau sucrée traditionnel ; le candidat des grands concours vous apprendra que sa langue se colle au palais desséché lorsqu'il se sent menacé d'une défaillance de mémoire ; l'adolescent manque autant de faconde que de salive quand il essaie de balbutier ses premières tendresses.

Certaines maladies dyscrasiques, telles que le diabète et

l'albuminurie, de même que la belladone et son alcaloïde, l'*atropine,* tarissent la sécrétion salivaire.

Dents. — Jusqu'à sept mois, l'enfant n'a pas de dents. Il existe pourtant des exemples d'enfants nés avec une ou plusieurs dents : ils sont extrêmement rares; et parmi les enfants qui ont présenté cette anomalie, quelques-uns sont devenus des hommes exceptionnels. Le consul romain Curius Dentatus serait venu au monde avec toutes ses dents. C'est grâce sans doute à cette heureuse particularité qu'il aurait pu vivre de racines et que l'or des Samnites aurait été impuissant à le détourner de l'exécution des grands projets qui devaient élever à un si haut degré la puissance de sa patrie. Que de nations qui seraient heureuses de voir arriver parmi elles des Curius Dentatus pour donner un grand exemple de tempérance et de mépris pour les richesses! Louis XIV avait aussi plusieurs dents à sa naissance. Comme le citoyen de Rome Curius, il a laissé un grand nom dans l'histoire, bien qu'il n'eût avec lui aucune ressemblance au point de vue de la sobriété. Mirabeau avait, quand il naquit, le maxillaire supérieur pourvu d'une canine; cette dent fut bien cruelle pour les pouvoirs autocratiques de son époque puisqu'ils ne survécurent pas longtemps à ses blessures.

Quoi qu'il en soit, les premières dents ne font leur apparition que vers le septième mois; elles se présentent dans l'ordre suivant :

2 incisives inférieures	Vers le	7e	mois.
4 incisives supérieures	—	10e	—
4 petites molaires et 2 incisives inférieures.	—	13e	—
4 canines.	—	16e	—
4 grosses molaires	—	19e	—

Ces chiffres ne représentent qu'une moyenne, la première dentition, qui se compose de vingt dents, étant terminée à seize ou dix-sept mois chez certains enfants très précoces, tandis que chez d'autres elle se prolonge jusqu'à deux et quatre ans.

Les premières dents de lait percent à sept mois; les dents définitives ou permanentes ou de remplacement ou bien encore de la deuxième dentition, se montrent de six à sept ans; leur évolution n'est achevée qu'après une période de sept années, c'est-à-dire à quatorze ans.

A 7 ans. . . .	Premières grosses molaires.
8 ans. . . .	Incisives moyennes.
9 ans. . . .	Incisives latérales.
10 ans. . . .	Premières petites molaires.
11 ans. . . .	Deuxièmes petites molaires.
12 ans. . . .	Canines.
13 ans. . . .	Deuxièmes grosses molaires.

Soit 28 dents pour la deuxième dentition; les 4 dents de sagesse qui portent le nombre des dents à 32 chez l'adulte ne se développent qu'entre dix-huit et vingt-cinq ans.

La formule dentaire pour l'espèce humaine est représentée par les chiffres suivants :

Pour l'enfant :

$$\frac{\text{Maxill. sup}^{r}}{\text{Maxill. inf}^{r}} : \text{Incis.} \frac{2-2}{2-2}; \text{ Can.} \frac{1-1}{1-1}; \frac{\text{Prem. pet.}}{\text{mol.}} \frac{1-1}{1-1}; \frac{\text{Prem. gr.}}{\text{Mol.}} \frac{1-1}{1-1} = 20.$$

Pour l'adulte :

$$\frac{\text{Maxill. sup}^{r}}{\text{Maxill. inf}^{r}} : \text{Incis.} \frac{2-2}{2-2}; \text{ Can.} \frac{1-1}{1-1}; \frac{\text{Premières}}{\text{mol.}} \frac{2-2}{2-2}; \frac{\text{Mol.}}{\text{2}^{e}\text{ Dent.}} \frac{3-3}{3-3} = 32.$$

Le rôle des dents consiste à couper (incisives), à déchirer (canines), et à broyer les aliments (molaires). Plus la division des matières alimentaires est parfaite, plus est facile le travail de l'estomac et de l'intestin et plus complète l'assimilation des produits de l'acte digestif. Quand la mastication est insuffisante, les fragments de viande du volume d'un haricot ou d'une noisette qui sont avalés, résistent à l'action des sucs digestifs, séjournent longtemps dans quelque ampoule du tube intestinal, se putréfient et engendrent des poisons extrêmement toxiques donnant lieu *chez l'enfant* : à des fièvres infectieuses, à des attaques convulsives, à des congestions des poumons et des méninges, ainsi qu'à des poussées d'eczéma ou d'impétigo locales ou généralisées. *Chez l'adulte*, ce même empoisonnement d'origine alimentaire se traduit par des migraines, des vertiges, des éruptions urticariennes ou herpétiques, quelquefois par l'appendicite et des fièvres putrides, comme la fièvre typhoïde. De ces quelques considérations, découlent l'importance d'une bonne dentition et la nécessité des lavages fréquents de la bouche et du brossage des dents.

Chez les fumeurs, les dents sont colorées en noir par la fumée et le jus du tabac; la nicotine est assurément un procédé de conservation des dents peu recommandable. Chez quelques personnes on observe une coloration verdâtre due à la présence d'un cryptogame.

Pour éviter la carie des dents, on fera un lavage après chaque repas avec un liquide antiseptique neutre, ni trop chaud ni trop froid, car les températures trop élevées ou trop basses font éclater l'émail comme du verre et préparent la destruction des dents.

On évitera l'abus des acides et surtout du cidre, qui passe pour favoriser à un très haut degré le développement de la carie.

Les cliniciens ont observé que c'est presque toujours chez les personnes ayant des dents cariées, fistuleuses, mal entretenues, ignorant les soins les plus simples de la propreté la plus élémentaire, qu'on rencontre les tumeurs cancéreuses de la langue, de l'estomac et de l'intestin; et le cancer de la langue chez les fumeurs serait moins la conséquence de l'action irritante du tabac que la suite inévitable de la malpropreté. Est-il rien de plus désagréable, de plus repoussant que ces odeurs putrides qui se dégagent de certaines bouches littéralement infectes? Et ces bouches pourtant, véritables cloaques pestilentiels, s'ouvrent quelquefois pour le baiser! mélange impur du sublime et de l'ignoble! de la poésie et de l'horrible! fleurs délicates poussées sur l'ordure!

De cinquante-cinq à soixante ans, la gencive s'atrophie et se rétracte, l'alvéole diminue de hauteur, la racine des dents se découvre, sa base d'implantation se réduit progressivement et bientôt, le travail de régression étant accompli, les dents tombent sans efforts et sans souffrance, comme le fruit trop mûr.

Pharynx.

Le pharynx est une cavité en forme de gouttière qui fait suite à la bouche, dont il est séparé par l'isthme du gosier; il communique en haut avec les fosses nasales et en bas avec l'œsophage et la trachée artère. C'est dans sa partie supérieure, dans la région naso-pharyngienne, que se produisent les végétations adénoïdes, si communes chez les enfants lymphatiques, et dont la présence s'accuse : par des ronflements nocturnes très bruyants, l'impossibilité de dormir la bouche fermée, la surdité, et un retard considérable dans le développement physique et intellectuel. Tous ces inconvénients disparaissent en quelques jours, grâce à une petite intervention chirurgicale sans gravité.

Le rôle du pharynx se réduit à celui d'un simple vestibule que le bol alimentaire ne fait que traverser.

Œsophage.

L'œsophage (οἴσειν, porter, et φαγεῖν, manger), canal membraneux mesurant 25 centimètres de long, vient s'ouvrir dans l'estomac par un orifice désigné sous le nom de *cardia*. Il est formé de trois tuniques : *fibreuse*, *musculeuse* et *muqueuse*. La musculeuse est composée de fibres circulaires, qui en resserrant leur anneau font progresser le bol alimentaire, et de fibres longitudinales dont le raccourcissement concourt au même résultat. La muqueuse est criblée de petites glandes sécrétant un liquide visqueux et gluant qui facilite le passage des aliments.

L'œsophage est exposé à des brûlures et à des traumatismes qui peuvent donner lieu à des complications rapidement mortelles ou à des cicatrices qui réduisent son calibre petit à petit et finissent par le rendre imperméable même aux liquides. On connaît de nombreux exemples d'enfants morts ou ayant conservé un rétrécissement de l'œsophage pour avoir avalé des liquides trop chauds ou des solutions concentrées d'acide phénique, de potasse ou d'autres préparations pharmaceutiques destinées à l'usage externe. Pour mon compte personnel, j'ai eu à soigner un malade dont l'œsophage avait été déchiré par un tout petit fragment d'os avalé ou plutôt aspiré dans un moment de discussion un peu vive, la bouche étant occupée par les aliments, et qui à la suite fut atteint d'une pleuro-pneumonie suppurée tellement grave que sa vie fut sérieusement menacée pendant un mois. La plaie produite par le corps étranger était devenue un foyer d'infection dont les produits septiques avaient pénétré dans le poumon par la voie lymphatique.

Il me paraît utile de s'arrêter à ces petits détails pour faire saisir la nécessité d'habituer les enfants à bien mastiquer les aliments solides, à sentir et à goûter les liquides avant de les engloutir d'un trait, ainsi qu'ils le font presque tous.

Estomac.

στομαχος; — στομα, bouche; ἔχειν, tenir — qui tient à la bouche.

L'estomac est une sorte de dilatation faisant suite à l'œsophage et présentant une grande analogie avec les cornues de laboratoire, tant par sa forme que par les actions chimiques qui se passent dans sa cavité. Il communique avec l'intestin par le *pylore*. Sa capacité, qui chez l'enfant est de 50 grammes d'eau, atteint 2 ou 3 kilogrammes chez l'adulte. Sa surface est d'environ un mètre carré de superficie.

Il est composé de quatre tuniques : *séreuse* ou de glissement qui facilite ses déplacements dans la cavité abdominale; *musculeuse,* formée de fibres *elliptiques, circulaires* et *longitudinales* grâce auxquelles se produisent les mouvements *péristaltiques* chargés de brasser et d'imbiber de suc gastrique les aliments et de les faire passer dans l'intestin; *celluleuse*, qui sert de support à la quatrième, la tunique *muqueuse*, dont elle favorise le plissement. Cette dernière est très importante. C'est dans son épaisseur, qui mesure un centimètre et demi, que sont logées les glandes de l'estomac : les unes *pepsinifères*, les autres *muqueuses*. Les glandes pepsinifères sont des glandes en tube, à trois ou quatre divisions, au nombre de cinq millions, répandues sur toute la surface de l'estomac, sauf dans le voisinage du pylore, où l'on trouve les glandes à mucus, productrices de l'acide chlorhydrique et d'un liquide visqueux qui lubrifie ses parois et permet aux ondées alimentaires de le franchir avec plus de facilité.

L'estomac peut être considéré sous trois aspects différents : 1° comme agent récepteur dans lequel les aliments séjournent de une à cinq heures quand il est sain, plusieurs jours chez les dilatés et les cancéreux ; 2° comme organe moteur, en raison des mouvements que ses fibres lui impriment pendant la digestion ; 3° comme appareil sécréteur, la pepsine, le lab-ferment et l'acide chlorhydrique étant élaborés de toute pièce par son système glandulaire.

La digestion des substances hydrocarbonées (fécules, amidon, gomme, dextrine) et leur transformation en sucre se continue dans l'estomac à la faveur de la *ptyaline* contenue dans la salive ; mais cette intervention est imparfaite et ce n'est que dans l'intestin qu'elle se complète. Par contre, les substances albuminoïdes ou azotées sont presque entièrement digérées dans l'estomac par le suc gastrique dont la quantité, très faible chez l'enfant, atteint chez l'adulte de 2 à 3 kilogrammes en vingt-quatre heures.

Le suc gastrique sécrété par les glandes de l'estomac contient deux ferments : la *présure* ou *ferment-lab* et la *pepsine*, et un acide, l'acide chlorhydrique.

Le ferment-lab existe surtout chez les enfants, et son action paraît s'exercer sur la caséine, qu'il décompose et rend partiellement assimilable. Ce ferment est moins abondant chez l'adulte, mais il existe, et sa disparition serait un signe presque certain du cancer de l'estomac.

La pepsine attaque et dissout la presque totalité des substances albuminoïdes, mais plus rapidement celles d'origine animale. Les végétaux sont beaucoup plus rebelles à l'action de la pepsine, particulièrement quand ils ne sont pas bien divisés et lorsqu'ils sont pris à l'état de crudité.

L'acide chlorhydrique a une part très grande dans ce travail. Il est, du reste, démontré que la digestion des albuminoïdes serait impossible sans l'action simultanée de la pepsine et de l'acide.

Les effets physico-chimiques de ces deux réactifs sont favorisés par le bouillon pris au commencement du repas et contrariés par des doses élevées d'alcool et de bière et par les boissons glacées. Mais nous tenons à ne pas établir de confusion entre boissons glacées et boissons très fraîches et même *légèrement* frappées, qui sont au contraire apéritives et digestives pendant les grandes chaleurs. A *forte dose*, l'alcool précipite la pepsine, entrave sa dissolution dans le liquide acidulé de l'estomac et retarde le travail digestif; à faible dose, le contraire se produit : le travail digestif est accéléré.

En résumé, sous l'influence de la salive et du suc gastrique, les substances albuminoïdes deviennent liquides, diffusibles au point de traverser les épithéliums des organes d'absorption pour passer directement dans le sang. Le cycle de leurs transformations moléculaires comprend plusieurs phases : au premier stade, elles forment la *syntonine*, au deuxième la *propeptone*, et enfin en troisième lieu et à l'état de digestion complète elles deviennent les *peptones*.

Dans l'estomac, les graisses conservent *à peu près* leur intégrité absolue (*fig. 1*).

Le produit de la digestion gastrique est donc formé :

1° par la *peptone* résultant de la transformation complète d'une grande partie des matières albuminoïdes ; 2° par le *chyme*, sorte de bouillie acide, gris blanchâtre, composée de substances azotées ou albuminoïdes non attaquées par le suc gastrique, de gouttelettes graisseuses, de féculents légèrement modifiés par la salive, de

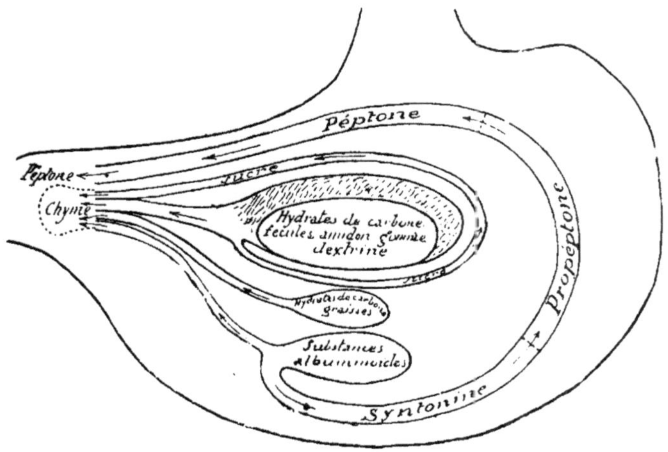

Fig. 1.

cellulose, de tissus épidermiques ou fibreux, de tendons, de cartilages, de mucus, de sucre, des matières colorantes du vin.

Comme conclusion pratique, il résulte qu'il faut être réservé dans l'usage des boissons fermentées et alcooliques, que ces boissons doivent toujours être additionnées d'eau dans la proportion de moitié au minimum pour le vin ordinaire et de 9 parties d'eau pour une partie de cognac, de rhum, ou de toute autre liqueur alcoolique telle que cacao, chartreuse, anisette, etc. ; que le bouillon, condamné trop sévèrement par les médecins, sous prétexte qu'il est dépourvu d'éléments nutritifs, joue cependant un rôle très important dans la digestion, car il détermine un gonflement notable des glandes de l'estomac, et s'il n'est pas directement nourrissant, il a mérité, par ses vertus eupeptiques, le qualificatif de peptogène qui doit le recommander à tous les estomacs délicats.

L'eau sucrée, une infusion de thé, tilleul, fleurs d'oranger, cassis, camomille également sucrée, prises par gorgées promenées dans la bouche pendant quelques secondes, excitent les glandes salivaires et gastriques et sont un digestif aussi simple qu'efficace. Ces infusions, pour ceux qui ont le culte du petit verre après le repas, seraient, sans de trop grands inconvénients, aromatisées avec une faible quantité de la liqueur favorite.

Intestin.

L'intestin comprend l'intestin grêle et le gros intestin.

L'intestin grêle mesure 7 à 8 mètres de long, 4 centimètres de diamètre à sa partie supérieure, 2 1/2 à sa partie moyenne et 2 à sa portion terminale. Il est divisé en deux parties : le *duodénum* et le jéjuno-iléon ou intestin grêle proprement dit.

Duodénum (*duodenix*, douze travers de doigt). — Le duodénum, qui mesure environ 20 centimètres de long et a la forme d'un fer à cheval, est la fraction la plus courte mais de beaucoup la plus importante, au point qu'on peut la considérer comme un prolongement et une annexe de l'estomac, qu'elle peut remplacer, ainsi que le fait se produit chez certains malades atteints de cancer de cet organe et qui vivent, engraissent même, bien qu'il ait été enlevé en partie ou en totalité. Comme le reste du tube intestinal, il est formé de quatre tuniques et sa muqueuse est occupée par de nombreuses glandes en grappe, dites glandes de Brunner. A sa surface, on trouve aussi une sorte d'orifice muni d'une valve appelée ampoule de Water, par laquelle s'écoulent la bile et le suc pancréatique.

Le liquide pancréatique renferme trois ferments : la *trypsine*, l'*amylapsine* et la *stéapsine*.

La trypsine dissout et peptonise les substances albuminoïdes qui ont échappé dans l'estomac à l'action du suc gastrique.

L'amylapsine transforme en dextrine et en glucose ou sucre les aliments hydro-carbonés (féculents, amidon, gomme).

La stéapsine avec la bile émulsionne les graisses, les dédouble en glycérine et en acides gras qui forment des savons solubles par leur combinaison avec la soude, la chaux et la magnésie.

La digestion gastrique ne s'opère bien que dans un milieu acide; la digestion duodénale, au contraire, se fait à la faveur d'une solution alcalinisée par la bile qui, en outre, excite les contractions intestinales et joue le rôle d'agent antiputride.

Le jéjuno-iléon est intéressant par la structure anatomique de sa muqueuse, qui est disposée moins pour digérer que pour absorber le chyle, c'est-à-dire le produit de la digestion gastro-intestinale.

Les glandes de cette portion de l'intestin, au nombre de 40 millions, désignées sous le nom de glandes de Lieberkühn, sécrètent un liquide dont les propriétés sont identiques à celles du suc pancréatique. Il résulte de cette abondance de glandes digestives que, dans un appareil gastro-intestinal sain, pas une parcelle des matières alimentaires ne doit échapper à l'action des sucs digestifs, et que les sujets qui présentent des troubles sérieux dans cette importante fonction organique ou bien sont des malades qui ont besoin de soins médicaux, ou bien sont des professionnels des infractions aux lois d'une bonne hygiène, soit en mangeant ou en buvant plus qu'il ne convient, soit en faisant usage d'aliments de mauvaise nature ou s'adaptant mal à leur appareil digestif ou à leur tempérament. *D'où la nécessité pour chacun de s'observer, de s'étudier et d'adopter le régime qui paraît le mieux convenir.*

Absorption. — La muqueuse intestinale est parsemée de replis, en forme de croissants, au nombre de 800, recouverts de villosités innombrables (10,000,000) formant autant de racines qui baignent dans la masse alimentaire liquide et l'*absorbent* après lui avoir fait subir, au niveau de leur revêtement épithélial, une filtration modificatrice qui représente le dernier acte du travail digestif et sert de trait d'union entre la substance morte et la matière qui va se vivifier en s'incorporant à nos tissus anatomiques.

Gros intestin. — Cæcum. — Appendice. — Le gros intestin, qui mesure 1 m. 80 de long et 6 à 8 centimètres de diamètre, est formé de trois parties : le *cæcum*, le *côlon* et le *rectum*. Comme le duodénum, il a la forme d'un grand fer à cheval à concavité dirigée en bas, dans laquelle sont encadrées les anses ou replis de l'intestin grêle.

Cæcum. — Le cæcum mérite une mention spéciale à cause d'une maladie grave, l'*appendicite,* qui se développe dans son voisinage, et que le public est intéressé à connaître sinon dans son essence et son évolution, au moins dans ses causes principales. Le cæcum est une sorte de cul-de-sac situé au-dessous du point où l'intestin grêle vient s'aboucher dans le gros intestin par un orifice que ferme une soupape appelée valvule iléo-cæcale, val-

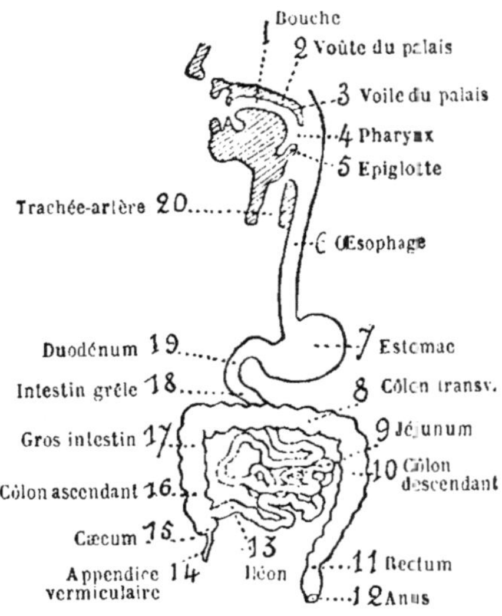

Fig. 2. — Tube digestif.

vule de Bauhin, ou barrière des apothicaires, permettant le passage des matières de l'intestin grêle dans le gros intestin, mais s'opposant à leur retour en arrière. Nos ancêtres lui avaient donné le nom de barrière des apothicaires en raison de ce que les lavements administrés jadis par les apothicaires paraissaient s'arrêter devant cette valvule qui, à l'exemple du veto de Jéhovah, le fameux « tu n'iras pas plus loin », se serait dressée comme une barrière infranchissable devant le flot libérateur des chevaliers de la seringue. Il est démontré aujourd'hui que cet obstacle n'est pas aussi absolu qu'on le supposait, car on peut sans trop de difficultés faire pénétrer le liquide des lavements dans toute la longueur de l'intestin et même jusqu'à l'estomac. Quoi qu'il en soit, à l'extrémité inférieure de l'ampoule cæcale, il existe un petit orifice qui termine le conduit de l'appendice vermiculaire, sorte de cylindre membraneux ayant le volume du petit doigt, mesurant 7 à 8 centimètres de long, et sur les fonctions duquel on n'est pas bien fixé. Quelques méchantes langues prétendent qu'il serait spécialement créé pour les petits bénéfices de nos aimables chirurgiens. Sa conformation cependant permet de supposer qu'il doit sécréter un liquide visqueux, gluant, destiné à humecter les parois du cæcum et à faciliter l'ascension du bol fécal vers le côlon ascendant. Il est probable que chez quelques-uns des malades atteints d'appendicite, les matières fécales forment un gros tampon remplissant le cæcum et bouchent l'orifice de l'appendice qui, ne pouvant plus se vider de son contenu, se gonfle, s'enflamme et propage autour de lui le processus inflammatoire dont la suppuration est souvent le dernier terme.

On accuse aussi l'émail des ustensiles de cuisine de produire l'appendicite. Or, les chirurgiens ont rarement signalé la présence de fragments d'émail dans le conduit appendiculaire. Ce qu'ils ont trouvé quelquefois, ce sont des pépins de raisin, de pomme ou de poire; mais surtout des calculs de phosphate, de carbonate de chaux ou d'acide urique. *Le plus souvent*, il n'existe aucun corps étranger, et la maladie est due exclusivement à une infection locale, de nature microbienne, dont les origines, complexes en apparence, peuvent se ramener, après un examen attentif, à une cause capitale : la stagnation des résidus de la digestion. La conformation et surtout la disposition du gros intestin favorisent la constipation à un très haut degré. Les matières déversées par l'intestin grêle dans le cul-de-sac que représente le cæcum s'y accumulent, y forment une masse volumineuse qui, par son poids et surtout à cause du mouvement ascensionnel à exécuter, offre une tendance très grande à séjourner trop longtemps dans cette partie de l'intestin.

Si peu qu'il existe en amont du cæcum une compression quelconque qui vienne s'ajouter à ces conditions naturelles défectueuses, la constipation s'établit d'une façon chronique, se perpétue souvent même à l'insu des sujets qui en sont affectés, et le terrain très favorable à l'éclosion de l'appendicite se trouve ainsi tout préparé. Le corset, chez la femme; chez l'homme, la ceinture-courroie qui étrangle le ventre; le gros foie des buveurs, l'estomac dilaté des gros mangeurs, qui pèsent sur le gros intestin, constituent autant de causes adjuvantes à la production de la maladie.

Tout récemment le Dr Metchnikoff, de l'Institut Pasteur, a démontré que l'appendicite était très souvent imputable à la présence de vers intestinaux dans l'ampoule cæcale et que l'usage des vermifuges; si fréquent dans la thérapeutique d'autrefois, était tombé depuis quelques années dans un abandon immérité.

Chez les enfants, la constipation doit être incriminée également, car ils sont tellement rebelles aux habitudes méthodiques que les parents doivent leur inculquer par tous les moyens possibles, sans jamais se lasser ni se rebuter, ils sont tellement insoumis à toute discipline, qu'ils ne vont presque jamais au cabinet spontanément, à heure fixe, et attendent toujours la minute suprême où

3

le fond de leur culotte va être inondé par un torrent aussi impétueux qu'impur de matières fécales et urinaires.

Ces données sont bien d'accord avec l'observation clinique, dont les statistiques démontrent clairement que, dans la catégorie des malades atteints d'appendicite, les enfants et les femmes ont le triste privilège d'occuper le premier rang.

Du reste, la constipation habituelle ne peut que provoquer dans l'économie des accidents graves. Les matières organiques, en vertu d'une loi inéluctable, doivent subir une série ininterrompue de transformations dans leur constitution moléculaire, sans quoi elles deviennent rapidement la proie des microbes de la putréfaction. Or, chez les personnes à digestion intestinale lente, retardante, il arrive souvent que des parcelles de substance organique, échappées à l'action des sucs digestifs, s'arrêtent plusieurs jours dans un recoin de l'intestin ou dans le réservoir cæcal, et ne tardent pas à devenir un foyer d'infection ou de suppuration des plus dangereux. Aussi doit-on, de temps en temps, une ou deux fois par mois, provoquer une évacuation intestinale complète à l'aide d'un purgatif salin ou bien huileux, plutôt que pilulaire, ce dernier ayant l'inconvénient d'être irritant et ne produisant pas des effets suffisants.

Côlon. — Le côlon se divise en trois parties : côlon ascendant, côlon transverse et côlon descendant qui se termine en S (S iliaque), et se continue par le *rectum*, la portion terminale du tube digestif.

Le rôle du gros intestin paraît être celui d'un simple réservoir. L'absence de villosités à sa surface interne semble indiquer que sa fonction absorbante doit être très réduite; cependant elle existe, puisque, avec des lavements médicamenteux, on obtient des effets très manifestes et que, grâce aux lavements nutritifs, on peut entretenir la vie pendant plusieurs semaines chez des malades que des affections graves de la bouche, de la gorge, de l'œsophage, de l'estomac ou de l'intestin, mettent dans l'impossibilité temporaire de s'alimenter par les voies naturelles.

L'appareil digestif est innervé par les branches du pneumogastrique et du grand sympathique, qui se divisent et se réunissent en des réseaux extrêmement ténus dans la tunique celluleuse et forment ce que les anatomistes appellent les plexus de Meissnert et d'Auërbach.

Il est intéressant de noter que chez l'enfant de un à deux mois les glandes buccales et gastro-intestinales sont à la période initiale de leur développement. La sécrétion des sucs digestifs se trouvant ainsi très limitée, la capacité digestive doit être considérablement réduite. Il en résulte que les fécules ne peuvent pas être digérées. Le lait, et plus spécialement le lait de la mère, peu nourrissant dans les premiers jours, peut seul convenir à un appareil qui n'a pas encore fonctionné et qui, probablement, dès le début se borne à se laisser imbiber par un liquide presque exclusivement composé d'eau et de sels et dont les premiers effets consistent peut-être uniquement à réveiller la fonction latente d'un système glandulaire tout à fait élémentaire.

Du reste, l'enfant vient au monde avec une petite provision dans son estomac de pepsine, de présure ou ferment-lab et d'acide chlorhydrique, qui assurent la première digestion du lait. La pepsine et le ferment-lab transforment les matières albuminoïdes du lait avec le concours de l'acide chlorhydrique; les parties grasses sont émulsionnées dans le duodénum par la bile que le foie sécrète avec abondance immédiatement après la naissance. Quant au sucre contenu dans le lait sous forme de lactose, il est absorbé directement sans avoir à subir aucune transformation. Aussi, la ptyaline de la salive et l'amylapsine du suc pancréatique n'étant pas indispensables, est-il rationnel de voir leur apparition retardée jusqu'au deuxième mois et leur pouvoir saccharifiant ne devenir notable que vers le sixième mois, à l'époque de la sortie des premières dents. Jusqu'à ce moment il est donc impossible à l'enfant de digérer autre chose que du lait : les autres aliments, quels qu'ils soient, non seulement sont inutiles, mais ils sont tous nuisibles.

L'évolution des dents et le développement des parties vraiment importantes du tube digestif marchent, d'ailleurs, suivant un parallélisme remarquable : à chaque poussée dentaire correspond une étape nouvelle dans l'achèvement de l'appareil glandulaire intestinal. A mesure que les bords alvéolaires des maxillaires se garnissent de dents, le nombre des glandes digestives se multiplie : celles qui n'ont qu'une ou deux divisions en prennent quatre, six et même davantage ; leurs cellules deviennent plus nombreuses et plus actives, leur structure se perfectionne et se complète. La formation des dents n'est terminée qu'après trois périodes de sept ans ; leur destruction progressive ne commence que vers la cinquantième année. Il est bien entendu que nos considérations ne s'appliquent qu'à des moyennes et non à des individualités exceptionnelles. Nous avons vu que les dernières dents, les dents de sagesse, poussaient généralement entre dix-huit et vingt-cinq ans. Plus tard, sous l'influence de l'âge, entre cinquante et soixante-cinq ans, après avoir conservé pendant un temps plus ou moins long, suivant les sujets, le maximum de puissance digestive et assimilatrice, l'appareil bucco-gastro-intestinal tend à perdre progressivement sa conformation anatomique. Les dents tombent les unes après les autres, détruites par la carie ou expulsées par le travail de régression de la gencive; les glandes salivaires, gastriques et intestinales, frappées par un agent destructeur, sinon identique tout au moins parallèle, diminuent de nombre et d'activité sécrétoire, de telle sorte qu'à l'extrême vieillesse l'homme est redevenu ce qu'il était à la naissance, avec cette différence capitale que la vieillesse est le terme de la courbe vitale, tandis que l'enfance en est le point de départ.

En résumé, dans l'étude du développement anatomo-physiologique de l'appareil bucco-gastro-intestinal, nous trouvons plusieurs phases bien distinctes que nous pouvons classer de la manière suivante :

Première phase : de la naissance à six mois, que nous appellerons prédentaire;

Deuxième phase : de six mois à deux ans, comprenant la première dentition;

Troisième phase : de sept à quatorze ans, occupée par la deuxième dentition;

Quatrième phase : de quatorze à vingt et un et vingt-cinq ans, pendant laquelle apparaissent les quatre dents de sagesse qui complètent l'appareil si précieux de la mastication.

A chacune de ces phases correspond un régime alimentaire spécial, de sorte que nous aurons à étudier :

1° Le régime alimentaire de un à six mois; 2° Le régime alimentaire de six mois jusqu'au sevrage; 3° Le régime alimentaire depuis le sevrage jusqu'à trois ans;	ou de la première enfance.

4° Le régime alimentaire de trois à sept ans;
5° Le régime alimentaire de sept à quatorze ans; } ou de la deuxième enfance.

6° Le régime alimentaire de quatorze à vingt et un ans (ou de l'adolescence);

7° Le régime alimentaire de l'adulte;

8° Enfin le régime alimentaire du vieillard.

CHAPITRE II

Régime de l'enfant de un à six mois.

L'allaitement maternel nécessaire pour la mère et pour l'enfant.

Nous inspirant de l'exemple de la nature, qui procède toujours du simple au composé, nous ne donnerons à l'enfant qu'un aliment : le lait, à l'exclusion de tous les autres. L'allaitement est le seul mode d'alimentation qui puisse lui convenir et que rien ne saurait remplacer. L'œuf fécondé se développe en empruntant au sang de la mère les matériaux qui lui sont nécessaires. L'enfant naissant reste encore tributaire du sang maternel, qui lui est donné sous forme de lait. Malgré leur différence de couleur, le sang et le lait présentent entre eux les caractères de la plus intéressante analogie. Ils sont composés l'un et l'autre d'une partie liquide et d'une partie solide qui, par le repos, se séparent très nettement et forment le *sérum* et le *caillot* pour le sang; le *petit-lait* et le *caséum* pour le lait. Dans le caillot on trouve à l'examen microscopique des globules rouges sphériques et de la fibrine; et dans le caséum, des globules blancs au lieu d'être rouges, mais également de forme sphéroïdale, et de la caséine : fibrine et caséine composées au même titre de matière albuminoïde.

A l'analyse chimique, on décèle la présence des principes inorganiques suivants :

DANS LE PETIT-LAIT	DANS LE SÉRUM DU SANG
Phosphate de chaux.	Carbonate de chaux et de potasse.
— de magnésie.	Carbonate de magnésie.
— de fer.	Phosphate de fer.
— de soude.	Sulfate de soude.
Chlorure de potassium.	Chlorure de potassium.
— de sodium.	Chlorure de sodium.

Et comme substances organiques :

DANS LE CASÉUM DU LAIT	DANS LE CAILLOT SANGUIN
Beurre composé de { Margarine. Stéarine. Butyrine.	Oléate, margarate, stéarate de soude, résultant de la combinaison de la soude avec les acides oléique, margarique et stéarique.

Le fœtus s'est formé avec le sang qu'il a puisé directement dans le corps maternel à l'aide du placenta, sorte de filtre hémisphérique, spongieux, vasculaire, formé de nombreux îlots ovoïdes ou cotylédons, au nombre de 80 à 100 chez la femme, gros comme des marrons, rappelant grossièrement l'aspect extérieur des glandes, et constitués par du tissu lamineux et des vaisseaux sanguins très abondants. Après la naissance l'enfant continue à vivre et à se développer avec le lait qu'il prend dans le sang de sa mère par l'intermédiaire d'un appareil glandulaire, le sein, qui présente avec le placenta des points de ressemblance très nombreux : forme globuleuse, hémisphérique, réseau veineux très developpé à sa surface externe, consistance molle, élastique; lobules glandulaires au nombre de 80 à 100 dans les mamelles, comme les cotylédons dans le placenta; les glandes sécrétant aux dépens du sang un liquide éminemment assimilable et digestif, le lait; les cotylédons exerçant eux aussi sur le sang de la mère une action modificatrice qui rend ce liquide plus propre à la formation de l'organisme fœtal. Le sang est de la *chair coulante*, a dit Bordeu; le lait est de la *chair circulante*. mais blanche: *chair rouge* et *chair blanche* renferment l'une et l'autre tous les éléments nécessaires à la constitution de la cellule organique.

La fonction placentaire prépare de longue main la fonction mammaire; lorsque la première commence, la deuxième se réveille, et quand l'une est éteinte, l'autre est déjà entrée dans sa période de pleine activité. Elles se succèdent sans interruption, de même que l'allaitement doit suivre immédiatement la vie intra-utérine, la grande et sublime fonction créatrice, la *maternité*, n'étant qu'à mi-chemin de sa tâche à la naissance de l'enfant et devant se continuer par l'allaitement, pour être conforme aux desseins de la nature. Son arrêt brusque sans motifs graves, dans le cours de son évolution, entraîne les conséquences les plus fâcheuses, mais certainement plus désastreuses encore pour la mère que pour l'enfant. La sollicitude des parents, éclairée par les conseils d'un médecin ou d'une sage-femme, assurera toujours l'élevage de l'enfant à l'aide d'une nourrice mercenaire ou de l'allaitement artificiel bien dirigé. Mais quel moyen de dérivation pourra-t-on opposer à ces courants naturels qui entraînent les forces organiques vers l'accomplissement d'une fonction qui doit durer pendant plusieurs mois? Que deviendront ces matériaux qui servent à la constitution d'un liquide qui doit être rejeté hors de l'économie? Je suis inquiet, pour ce qui me concerne, sur leur destination future, et je crains bien qu'emprisonnée dans le corps humain, cette force créatrice, qui ne trouve pas d'issue, ne revienne, par un malencontreux retour en arrière, à l'organe qui l'a engendrée, et y produise ces excroissances morbides monstrueuses, ces collections séro-muco-purulentes connues en chirurgie sous le nom de fibromes, fibro-myo-sarcomes de l'utérus ou de kystes ovariens. Je crains que chez les femmes à poumons faibles, elle ne s'élimine par ces organes, où elle rencontrera dans le bacille de Koch un collaborateur toujours prêt à lui prêter main-forte pour engendrer les lésions destructives de la tuberculose.

La nature a établi des lois qu'il est dangereux de contrarier ou de violer. Or, dans le cas où l'allaitement ne suit pas l'enfantement, l'infraction est flagrante et pleine de périls. La jeune mère qui, par caprice ou par coquetterie, et craignant de flétrir la luxuriante esthétique de ses formes séduisantes, cherche à escamoter la partie facultative en apparence de ses devoirs maternels, paiera bien cher ses fantaisies et ses légèretés, lorsque, plus tard, afin de conserver pendant quelques années, peut-être quelques mois seulement, une existence empoisonnée par la maladie et dont les épisodes saillants sont des crises paroxystiques de souffrances, il faudra qu'elle se résigne aux plus effrayantes mutilations, telles que l'amputation du sein ou l'ouverture du ventre, pour l'extirpation des tumeurs fibreuses, kystiques, cancéreuses ou autres. Les parfums capiteux du chimiste à la mode, les mélodies des soirées musicales, le tournoiement des valses enivrantes, le feu des regards enflammés, le carmin des joues empourprées par l'excitation du plaisir, les battements du cœur accélérés par le flux des passions les plus ardentes : toutes ces sensations, qui ne sont permises par la morale et par l'hygiène qu'à la condition qu'elles soient modérées et que les devoirs envers la famille ne soient ni oubliés, ni négligés, — ces sensations, dis-je, seront remplacées tôt ou tard par la tristesse et le désespoir qui, semblables à des ombres lugubres, s'appesantissent sur le foyer à la veille des grandes catastrophes; par le spectacle terrifiant de la salle d'opérations avec ses multicolores bocaux aux liqueurs antiseptiques jaunes ou bleues, vertes ou rouges; par la musique piquante, tranchante, mordante, des trocarts, des bistouris, des ciseaux et des pinces; par les bouffées stupéfiantes du chloroforme, qui pénètre dans le cerveau avec le bruit assourdissant d'un train qui va se déroulant dans la boîte cranienne sans jamais s'arrêter, provoquant d'abord des scènes déchirantes, furieuses, pathétiques ou tendres d'une crise d'ivrognerie subite interrompue par des hoquets rauques, sourds et profonds, avec vomissements de flots glaireux et bilieux, turgescence vineuse de la face, congestion des globes oculaires qui menacent de sortir de leurs orbites, et enfin souvent la dilatation foudroyante de la pupile, l'arrêt brusque de la respiration et du cœur, et la mort apparente du patient qui dure quelques secondes, et quelquefois, quoique exceptionnellement....., la mort définitive!

Moment sublime où l'âme d'airain du plus impassible et du plus orgueilleux des chirurgiens s'attendrit et se maternise subitement, s'extériorise en quelque sorte dans un effort angoissant et tumultueux, et s'infiltre dans le corps du sujet pour y rallumer l'étincelle de vie qui s'éteint. Triomphe suprême pour ce Prométhée d'un nouveau genre lorsqu'il peut arrêter la flamme vacillante et fugitive qui s'envole avec les dernières vapeurs du volatil anesthésique!

Que les jeunes mères méditent et mesurent toute l'étendue de leurs devoirs et qu'elles songent bien que les satisfactions qu'elles recueilleront dans les soins consacrés à leurs enfants seront autrement durables, autrement fécondes et réconfortantes que les plaisirs éphémères et stériles des réunions mondaines les plus brillantes.

Contre-indications a l'allaitement maternel. — Il existe cependant des cas qui doivent dispenser la mère de nourrir son enfant. Ce sont ceux qui relèvent des maladies chroniques ou aiguës, et j'ajouterai que les affections chroniques qui empêchent la mère de nourrir devraient détourner la jeune fille du mariage. On demande généralement son avis au médecin, et avec raison, pour connaître les aptitudes nourricières de la mère; on devrait bien aussi le lui demander quand il s'agit de marier une fille atteinte de tumeur blanche refroidie, de tuberculose pulmonaire latente, de lupus tuberculeux de la face, de maladie organique grave du cœur ou des reins, et de savoir si elle peut supporter, sans trop de risques, les épreuves toujours pénibles de la maternité. Si on agissait ainsi, on éviterait bien des mécomptes, car le mariage, la grossesse et l'allaitement impriment à ces maladies une poussée nouvelle aboutissant rapidement à une terminaison funeste. On a cependant cité des cas *exceptionnels* de femmes atteintes de maladies chroniques telles que l'albuminurie, et chez lesquelles l'allaitement avait eu pour effet de rétablir l'équilibre compromis des fonctions organiques et de produire un retour rapide à une santé parfaite [1].

[1] J. Comby, *Traité des maladies de l'enfance.*

La chlorose, l'anémie, le diabète, l'albuminurie, la gravelle, l'obésité, la goutte, l'asthme, les affections graves de l'estomac et de l'intestin, les coliques hépatiques à répétition, l'hystérie, la neurasthénie, l'épilepsie, sont autant de contre-indications à l'allaitement. Il en est de même des maladies aiguës, telles que : la fièvre typhoïde, la scarlatine, la diphtérie, le rhumatisme aigu, la variole, l'érysipèle, la pneumonie, la pleurésie et les phlegmons. Dans cette catégorie de contre-indications se classent les malformations, les rétractions cicatricielles et ombilicales du mamelon. Cependant, lorsque la mauvaise conformation tient uniquement à l'aplatissement du mamelon qui s'étale sans la moindre saillie et se confond avec le reste du sein sans aucune ligne de démarcation sensible au toucher, de telle sorte que la bouche du nouveau-né ne peut le saisir, il est possible d'y remédier à l'aide de petits appareils en caoutchouc durci ou en ivoire, formant de petites rondelles pleines, plates sur leurs bords, concaves à leur centre, et rappelant l'aspect de la patène des prêtres chrétiens. On les applique sur le mamelon et on les maintient avec des bandes ou même à l'aide du corset, et petit à petit, sous l'influence de la pression, le bout du sein remplit la cavité de la rondelle, forme une saillie que de légères tractions avec la pulpe digitale du pouce, de l'index et du médius complètent, perfectionnent et rendent saisissable à la bouche inexpérimentée du nourrisson. On peut arriver au même résultat en faisant téter un jeune chien.

Certaines conditions sociales peuvent également rendre impossible l'allaitement maternel. Tel est le cas pour les mères que des fonctions publiques, la direction d'une maison de commerce ou des emplois spéciaux tiennent éloignées de leur intérieur pendant la presque totalité de la journée. Voit-on une femme avocat s'arrêtant tout à coup au moment le plus pathétique d'une émouvante plaidoirie, ouvrant sa robe et dénouant son corsage pour donner à téter à son enfant! Quel affreux breuvage devrait être ce lait distillé dans les accès délirants des frénétiques passions oratoires! Et la doctoresse en médecine se faisant accompagner de sa progéniture pour aller visiter typhiques, scarlatineux, varioliques et pestiférés! Mais nous n'avons pas trop à nous préoccuper de ces cas, heureusement exceptionnels, l'amour immodéré de la science ayant généralement tari dans le cœur de la femme la source de la maternité avec le culte de la famille.

La consanguinité du père et de la mère ne doit pas empêcher l'allaitement maternel, car si la parenté des conjoints est de nature à exercer sur les enfants une action fâcheuse, le lait est dépourvu de toute influence nocive. Les défauts et les qualités se transmettent par les agents de la fécondation et non par le lait ou les aliments, quelle que soit leur nature, leur origine ou leur composition.

Les crevasses, les gerçures occasionnées par un défaut de lavages antiseptiques et astringents préparatoires, par le séjour du lait qui ramollit les couches épidermiques, par la succion qui met à nu les innombrables houppes nerveuses du mamelon et en exalte l'exquise sensibilité douloureuse, peuvent devenir des obstacles très sérieux à l'allaitement maternel. La mère qui devra nourrir son enfant se préparera un mois à l'avance à cette délicate fonction en lavant la pointe et le pourtour aréolaire du sein, deux ou trois fois par jour, avec de l'eau boriquée à 2 % ou avec des infusions tièdes de thé ou de mélilot. Si, malgré ces précautions, les gerçures ou les érosions se produisent, les tentatives d'allaitement seront continuées sous la direction du médecin, et on ne les suspendra que dans le cas d'abcès des deux glandes mammaires, d'amaigrissement inquiétant de la mère et de dépérissement trop manifeste de l'enfant. La mère et l'entourage ayant ainsi épuisé tous leurs efforts, chacun ayant rempli son devoir jusqu'au bout, il sera non seulement permis, mais il deviendra nécessaire et obligatoire de recourir à un autre mode d'allaitement, à l'allaitement mercenaire.

Allaitement mercenaire. Nourrices.

L'allaitement mercenaire avec une bonne nourrice sera infiniment supérieur à l'allaitement par une mère chétive, délicate, à santé chancelante.

On se procurera des nourrices soit par l'intermédiaire des sages-femmes et des courtières, soit directement, grâce aux relations qu'on peut avoir.

Les courtières rendent de très grands services, mais il est prudent de ne pas leur accorder une confiance illimitée, le soin de leurs propres intérêts, l'appât d'une commission immédiate les poussant à multiplier et à renouveler leurs placements.

Le choix portera sur des femmes mariées et sur des filles-mères pour les familles qui peuvent garder la nourrice dedans.

Les parents doivent s'imposer tous les sacrifices pour prendre une nourrice chez eux, s'ils veulent avoir le maximum de sécurité et de garanties sur les soins et la sollicitude dont le nourrisson a si grand besoin. Beaucoup d'enfants confiés à des nourrices mercenaires trop éloignées de la surveillance des parents, nourris avec des soupes grossières plutôt qu'avec du lait, infectés d'eczéma et d'impétigo engendrés par la malpropreté et les parasites poux, sarcopte de la gale ou punaises, meurent pendant le cours de leur nourrissage ou en reviennent avec la face pâle, flétrie, ridée, vieillotte : les membres grêles, fluets, bosselés à leurs extrémités, déformés, noués, tordus par le rachitisme ; le ventre énorme, sillonné d'un lacis veineux très accusé, indice d'une altération profonde de tout le tube digestif, qui nécessitera des soins médicaux et un régime spécial très sévère pendant plusieurs années et laissera quelquefois durant toute la vie une très grande disposition aux maladies intestinales. Ce sera donc seulement dans le cas d'impossibilité absolue de faire mieux que les parents se résoudront à se séparer de leur enfant, et encore devront-ils se livrer à une enquête sur la moralité et les conditions d'existence de la famille dans laquelle leur enfant sera placé.

Ces renseignements n'auront pas tout à fait la même importance quand il s'agira de prendre la nourrice dedans ; cependant, il ne sera pas indifférent de savoir si dans sa famille elle n'a pas été en contact avec des malades atteints de fièvre typhoïde, de scarlatine, de diphtérie, de phtisie galopante, de méningite cérébro-spinale épidémique ; si elle n'est pas veuve d'un mari mort récemment de tuberculose pulmonaire ; car il serait sage, dans ces divers cas, de renoncer à ses services. Toutes ces indications peuvent être fournies par les personnes résidant dans la même localité que la nourrice, par le médecin, le maire, le curé ou l'instituteur. Ces notions sur l'état sanitaire des ascendants et du milieu où elle a vécu ne sont que le prélude de l'examen minutieux auquel la nourrice sera soumise par la famille et par le médecin. L'enquête préalable des parents, l'application de quelques connaissances très simples, mais très importantes, rendront plus facile la tâche du médecin qui, souvent fatigué par des théories chaque jour nouvelles de nourrices toujours médiocres qu'on fait défiler dans son cabinet, craignant de passer pour un homme trop difficile à satisfaire et cherchant un idéal impossible à trouver, finit par arrêter son choix sur la moins mauvaise avec le regret de ne pas trouver mieux et le souci d'avoir à demander son renvoi dans un trop rapide délai.

C'est entre vingt et trente-deux ans qu'une nourrice possède le maximum de qualités. Au-dessous de cet âge, son développement est inachevé et sa légèreté d'esprit est trop grande encore pour qu'elle puisse apprécier l'importance de ses responsabilités; plus tard, l'activité de ses organes est déjà sérieusement affaiblie par l'usure.

La femme mariée fera généralement une bonne nourrice si elle a un mari assez raisonnable pour comprendre qu'il est solidaire de sa femme dans l'engagement que prend celle-ci d'être fidèle à sa promesse d'allaiter son nourrisson jusqu'au sevrage. Celle qui a déjà nourri a plus d'expérience et rend plus de services que celle qui se place pour la première fois; mais elle est aussi plus exigeante et connait mieux les roueries du métier et ne se fait pas scrupule, quand les pesées de l'enfant doivent se faire, si son intérêt est en jeu, d'insinuer dans les plis profonds du maillot soit un couteau, soit une cuillère, un porte-monnaie et même une seringue. Il suffit de connaître ces supercheries pour ne pas s'y laisser prendre.

Les brunes ont un lait plus riche, plus nourrissant que les blondes, ce qui n'empêche pas que parmi ces dernières on trouve d'excellentes nourrices.

La taille n'a pas une grande importance. Il n'en est pas de même de certaines odeurs véritablement nauséabondes qu'exhalent quelques nourrices et qui les empêcheront d'être acceptées. Dans cette catégorie et au premier rang se placent les nourrices qui sont affectées de la repoussante maladie des fosses nasales connue en médecine sous le nom d'*ozène*.

Les boiteries résultant dans un grand nombre de cas d'affections tuberculeuses éteintes des articulations, ne seront pas une bonne recommandation. Les femmes bossues, sourdes, sourdes-muettes ou borgnes seront encore moins dignes de considération.

On recherchera dans la nourrice à choisir une physionomie ouverte, douce, avenante, gracieuse, qui reflète habituellement un caractère paisible, facile, conciliant, soumis, et un cœur affectueux, — les qualités de l'âme, d'après certains psychologues, étant connexes aux perfections physiques. Une légère dose d'indifférence ne sera pas à dédaigner.

« Nourrice grasse, nourrisson maigre. » Ce proverbe est vrai, car les femmes douées d'un embonpoint exagéré ont un lait peu abondant et pauvre en substances nutritives.

Se méfier des nourrices qui viennent de quitter une place et n'accorder aucune créance à leurs affirmations, souvent mensongères. Mêmes précautions envers celles qui ont perdu leur enfant, et ne pas se laisser duper par les splendides apparences d'un poupon rose et joufflu qui n'est pas toujours celui de la nourrice, car il peut avoir été emprunté pour la circonstance à une voisine ou à une amie complaisante.

Le médecin de la famille procédera à son tour à un examen méthodique de la nourrice, qu'il n'acceptera que si elle réunit un certain nombre de qualités à l'exclusion d'un grand nombre de tares et de défauts. Il refusera impitoyablement les nourrices n'ayant qu'un sein propre à la lactation, la mortalité des nourrissons confiés à cette classe de nourrices étant de 50 o/o, d'après le Dr Sabathier. Chez la mère qui élèvera son enfant, un sein valide pourra suffire à la rigueur, les soins maternels compensant dans une certaine mesure l'insuffisance de lait.

Les seins seront bien développés, sans cicatrices, souples, flexibles sans être flasques ni mous, sphériques, piriformes, avec un mamelon bien détaché, proéminent, se contractant au plus léger contact. La veine mammaire et ses multiples divisions, saillantes, gorgées de sang, dessineront un abondant lacis de canaux vasculaires indiquant une luxuriante irrigation sanguine. Un accoucheur de Lyon a poétisé ces divers signes d'une bonne nourrice dans le joli quatrain suivant :

Sur ses seins assombris par un pigment barbare,
Qu'on croirait détaché d'un buste de Carrare,
Au pied d'un mamelon rose, superbe et dur,
Un long delta veineux trace un réseau d'azur.

A la pression de la main, le lait jaillira avec force en jet de pomme d'arrosoir, et non en bavant, comme on l'observe quand les glandes mal développées sont emprisonnées et atrophiées par un tissu graisseux trop exubérant.

Autrefois, les accoucheurs, pour apprécier la qualité du lait, avaient l'habitude d'en prendre une goutte au milieu de la tétée sur l'ongle du pouce, qu'ils renversaient : si la goutte ne se détachait pas de l'ongle, le lait était déclaré excellent. Ce procédé simple, délaissé aujourd'hui pour le microscope et les appareils d'analyse plus compliqués, peut rendre encore quelques services. Plus le lait est nourrissant, plus il est épais et cohésif; tandis qu'il adhère très peu quand il est clair et faible en principes nutritifs. Le procédé de Helot de Rouen, dit du compte-gouttes, basé sur le même principe, est d'une application facile grâce à sa simplicité. On prend du lait dans une cuillère au milieu de la tétée, on en remplit la seringue de Pravaz, qui contient un centimètre cube, et on pèse sur le piston pour en faire sortir le lait goutte à goutte. Ce centimètre cube de lait, s'il est bon, doit donner 35 gouttes. Au-dessous de 35 gouttes, il est trop gras et se digère mal ; au-dessus, il est trop léger et ne nourrit pas.

L'âge du lait se rapprochera autant que possible de l'âge de l'enfant, qui, dès les premiers jours de sa naissance, vomira presque à coup sûr un lait de cinq à six mois. Le nouveau-né ne digérera ce lait que s'il est administré à petites doses, à des intervalles éloignés de trois à quatre heures, accompagné d'une cuillerée à café d'eau de Vichy ou de Vals, ou si on a eu soin de vider en partie le sein de la nourrice avant la tétée, ou de soumettre celle-ci à un régime débilitant momentané : privation de nourriture substantielle, tisanes avec une des plantes suivantes : chiendent, stigmates de maïs, lupin, ulmaire, pissenlit, douce-amère, fenugrec, mauve, orge, violette, racine de réglisse.

D'un autre côté, la sécrétion du lait se tarissant entre seize et dix-huit mois, si on prend un lait de six à sept mois, on expose l'enfant à se trouver privé de sa nourrice vers l'âge de dix mois, en pleine poussée dentaire, au moment où il en a le plus grand besoin.

Bonnes dents, cavité buccale n'exhalant aucune odeur ; pas de fissures, ni de plaques muqueuses ni de rhagades syphilitiques sur la langue, les amygdales ou la face interne des lèvres et des joues ; pas de croûtes ni de taches eczémateuses, herpétiques, psoriasiques ou autres sur le visage et les parties cachées par les vêtements, teigneuses ou peladiques sur le cuir chevelu ; absence de ganglions et de cicatrices anciennes ou récentes, particulièrement dans la région du cou ; respiration profonde, sonore, au murmure moelleux sans râles, ni bruits de frottement ; bruits du cœur bien frappés dans leur rythme et leur timbre ; suppression des règles, et enfin, pour les familles difficiles et méticuleuses, analyse des urines démontrant qu'elles ne renferment ni sucre ni albumine : constitueront un ensemble de signes qui plaideront en faveur d'une nourrice de premier ordre.

La carie des dents ne sera pas un motif absolu d'exclusion quand, n'étant pas trop généralisée, elle résulte d'une mauvaise hygiène de la bouche, ce qui est fréquent chez les campagnardes.

L'existence des règles fera toujours refuser une nourrice ; mais leur apparition ne sera pas une cause de renvoi pour la nourrice en cours d'allaitement, à la condition, toutefois, que l'enfant ne dépérisse pas trop manifestement et regagne en deux ou trois jours ce qu'il aura perdu pendant l'écoulement menstruel.

Pour la nourrice dehors, un supplément d'enquête sera indispensable : il serait dangereux, en effet, de confier l'enfant à une nourrice désordonnée, malpropre, ayant des habitudes d'intempérance, mère de nombreux enfants, manquant des moyens d'existence strictement nécessaires, vivant sous la tutelle d'un mari paresseux, brutal et alcoolique ; car, en outre de la quantité et de la qualité du lait, qui devient insuffisant ou pernicieux dans ces cas, il faut tenir compte des mauvais soins que recevra le nourrisson, et des risques qu'il pourra courir d'être étranglé dans un accès délirant de folie alcoolique ou étouffé durant les longues heures de sommeil comateux qui suit la crise aiguë d'ivrognerie.

On ne devra pas se laisser trop impressionner par l'aspect extérieur d'une nourrice qui vient de supporter les fatigues d'un long voyage et qui se trouve encore sous l'influence déprimante des chagrins qu'une séparation toujours pénible ne manque pas de provoquer. Ces apparences médiocres disparaissent vite après quelques jours de repos et avec une bonne nourriture.

Le nourrisson est le meilleur critérium des aptitudes nourricières d'une femme. Un enfant pâle, chétif, maigre, atteint de coryza chronique, présentant des rougeurs érythémateuses sur le périnée et les cuisses avec des selles diarrhéiques verdâtres, des ganglions au cou, aux aisselles, aux plis de l'aine, doit rendre suspecte la nourrice qui l'allaite. Un nourrisson frais, rose, bien potelé, sera, au contraire, le meilleur certificat d'une bonne nourrice.

Il faut savoir encore qu'il existe deux catégories de bonnes nourrices : dans la première, se rangent les femmes dont les conduits galactophores emmagasinent le lait sécrété et forment de véritables réservoirs; dans la deuxième, les nourrices dont le lait est sécrété au fur et à mesure des besoins sous l'influence excitatrice de la succion. Chez les unes la sécrétion est continue, chez les autres elle est intermittente.

Les nourrices qui arrivent de la campagne sont supérieures, tant au physique qu'au moral, à celles qui habitent les grandes villes, les centres populeux, industriels ou militaires.

Malgré tout, si la nourrice est douée d'une bonne constitution, avec tous les attributs d'une santé robuste et une sécrétion de lait abondante, on devra se montrer indulgent sur les qualités d'ordre moral. les vices ne se transmettant pas par le lait, ainsi que nous l'avons vu, et ne pas se montrer intransigeant au point de lui demander ce qu'elle ne peut avoir, la perfection dans toutes les vertus, surtout si elle est fille-mère.

Du reste, les mères prudentes qui ont la nourrice dedans ne lui abandonneront jamais leur enfant, soit pour les promenades, soit même pendant la nuit, tant qu'elles n'auront pas acquis la certitude qu'elle mérite leur confiance. Elles n'hésiteront pas à se lever de temps en temps pour aller la surprendre pendant son sommeil et se rendre compte que l'enfant est bien placé dans son berceau et n'est pas couché avec elle.

⁂

Quoi qu'il en soit, le nouveau-né sera mis au sein après trois ou quatre heures de repos accordées à sa mère et dès que, par ses cris, il manifestera le sentiment de la faim. Il est aussi imprudent que dangereux, sous prétexte de nettoyer son tube digestif, de lui faire ingurgiter des sirops de pêcher, de chicorée, de rhubarbe, ou de l'eau sucrée additionnée d'eau de fleurs d'oranger. Cette pratique, si en honneur chez nos vieilles grand'mères, n'a d'autres résultats que d'irriter l'estomac et l'intestin éminemment impressionnables de l'enfant et d'y introduire des poussières avec des germes morbides qui prépareront le terrain pour les gasto-entérites futures. D'ailleurs, l'enfant peut rester plusieurs heures et même une journée sans rien absorber et si, la nourrice se trouvant retardée, il traduisait trop bruyamment son appétit, il vaudrait infiniment mieux lui donner du lait stérilisé et additionné d'eau suivant les règles dont le détail est décrit dans un des chapitres suivants

L'enfant naissant a l'estomac pourvu d'une substance peptonisante capable de digérer l'albumine du lait; et il n'y a aucun inconvénient à ne pas attendre dix-huit ou vingt-quatre heures pour lui donner le sein, ainsi qu'on le faisait autrefois.

Pendant les quinze premiers jours il faudra s'appliquer à donner l'habitude au nourrisson de prendre le sein à des heures réglées. Dès la naissance, l'enfant accuse des dispositions très marquées à l'anarchie. Les premières manifestations de sa vie sont des cris d'indiscipline, de révolte et de commandement. Insouciant du repos et de la tranquillité de son entourage et même de sa mère, qui gît sur son lit de misère brisée par les douleurs de l'enfantement, il remplit la chambre de ses pleurs incessants si on l'abandonne un moment dans son berceau. Il ne sait pas qu'il énerve l'assistance par sa musique aussi monotone que discordante, mais il sent bien que sa romance aiguë finira par triompher de l'indifférence des assistants et que, parmi les personnes qui veillent sur lui il s'en trouvera quelqu'une, au cœur sensible, qui le prendra délicatement dans ses bras, le bercera mollement et l'endormira au son harmonieux d'une vieille chanson.

Il sera utile, même dès le début, de ne pas s'émouvoir outre mesure des bruyantes lamentations du nouveau-né, à la condition qu'il soit bien à l'aise dans son maillot, qu'il ne soit pas trop serré, que rien ne l'excite ou ne le fasse souffrir, comme le fait peut se produire quand il est piqué par une puce ou par une épingle mal assujettie. En outre, s'il est bien conformé, si son intestin et sa vessie se vident dans les conditions normales et quand les selles ne sont ni *vertes*, ni *diarrhéiques,* ni *glaireuses,* ni *sanguinolentes*, on peut sans crainte résister à ses sollicitations, qui se calmeront insensiblement et ne se reproduiront qu'aux heures de la tétée ou lorsque la nécessité d'un nettoyage s'imposera. Avec de la persévérance et une douce rigueur, on parviendra presque à coup sûr à modérer les ardeurs de son tempérament, à le plier progressivement à la gymnastique d'une discipline indispensable à la réussite d'un élevage bien compris, sans compter les avantages qui résultent de l'assouplissement prématuré de la volonté toujours rebelle. Si, au contraire, on se montre trop faible, si on manque d'énergie, et si on cède à ses petits caprices, il deviendra d'une exigence impossible à satisfaire : il dormira le jour et veillera la nuit, il demandera le sein à tout propos, fatiguera tout le monde, mais surtout la mère ou la nourrice dont il affaiblira la sécrétion lactée dans sa quantité et dans sa qualité, et contractera lui-même des maladies de l'appareil digestif, telles que : gastro-entérites aiguës, subaiguës ou chroniques, dilatation d'estomac.

Le sein lui sera donné toutes les deux heures ou toutes les deux heures et demie pendant le premier mois. Il est démontré que le lait séjourne dans l'estomac de l'enfant de une heure et demie à deux heures ; il est également établi, en bonne hygiène, que l'estomac, pour conserver l'intégrité de sa puissance et de son activité, a besoin de quelques moments de repos absolu après la digestion de chaque repas. Demi-heure de repos pour une heure et demie ou deux heures de travail ne représente pas un chiffre exagéré. L'intervalle de deux heures convient parfaitement pour les enfants robustes, à digestion rapide, et deux heures et demie ne sont pas de trop pour ceux à digestion retardante. En réalité, si l'enfant n'est pas malade et s'il exprime par ses cris le sentiment de la faim deux heures après la tétée, on peut fort bien lui donner le sein, comme aussi on doit ne pas le lui présenter avant trois heures d'intervalle, s'il ne le demande pas ou s'il repose.

On aura un excellent critérium d'une bonne digestion dans l'absence de vomissements, la régularité, l'aspect normal des selles et l'augmentation du poids du nourrisson qui devra se rapprocher des chiffres indiqués au tableau page 62.

Le désir de téter se manifeste deux ou trois fois le premier jour.

Pendant la première semaine, l'enfant tette presque aussi souvent la nuit que le jour : huit ou dix fois en vingt-quatre heures; six à sept fois dans la journée; deux ou trois fois la nuit.

PREMIÈRE SEMAINE Nombre de tétées en vingt-quatre heures : 8 à 10.					
Matin . . . Soir	2 à 3 h. 2 heures	6 heures 4 —	8 heures 6 —	10 heures 8 —	Midi 10 heures
PENDANT LES DEUXIÈME, TROISIÈME ET QUATRIÈME SEMAINES 7 tétées le jour et 3 la nuit.					
Matin . . . Soir	2 heures 2 —	6 heures 4 —	9 heures 6 —	Midi 8 heures	» 10 heures

Les tétées du matin sont généralement plus abondantes que celles de l'après-midi; la distance qui les séparera sera aussi plus grande.

Après le premier mois, tétée toutes les deux ou trois heures dans le jour et une fois la nuit; à trois mois, le sein sera donné toutes les trois heures, la dernière fois le soir vers dix ou onze heures, et le matin vers quatre à cinq heures. Entre onze heures du soir et quatre heures du matin, l'enfant devra dormir sans se réveiller.

Après six mois, une tétée peut être remplacée par une bouillie, en cas d'insuffisance de lait de la nourrice.

En résumé :

EN VINGT-QUATRE HEURES		JOUR	NUIT
De 1 à 3 mois : 8 à 10 tétées.	1 toutes les 2 ou 3 h.	7 à 8	2 à 3
De 3 à 6 mois : 6 à 8 —	1 toutes les 3 heures.	5 à 6	1 à 2
A 6 mois : 6 à 7 tétées. . .	1 toutes les 3 heures.	5 à 6	0

Les deux seins ne seront pas donnés à la même tétée mais bien alternativement, tantôt l'un, tantôt l'autre : ainsi chaque sein ne sera vidé que toutes les quatre ou six heures. Le lait qui a séjourné dans le sein pendant plusieurs heures paraît avoir subi une sorte de prédigestion qui le rend plus léger et plus assimilable. Cette pratique a aussi pour effet de laisser reposer le mamelon et de diminuer le traumatisme résultant des succions trop multipliées qui favorisent les érosions, les gerçures et les abcès du sein.

Durée de la tétée.

La durée de chaque tétée variera entre cinq et quinze minutes. Ce temps est très suffisant si l'enfant est bien constitué, si la succion n'est pas entravée par le filet de la langue trop court, et à la condition que le lait soit abondant et s'écoule avec facilité. L'enfant qui tette plus de quinze minutes et rejette ensuite l'excès de lait qu'il a pris ne tarde pas à souffrir de son estomac, et la maxime « enfant vomissant, enfant bien venant » est trompeuse et dangereuse. Il est mauvais d'ailleurs pour la nourrice, nous ne craignons pas de le redire, de laisser trop longtemps son mamelon dans la bouche du nourrisson, car son imbibition trop prolongée par la salive et les pressions trop répétées qu'il subit, finissent par altérer sa constitution anatomique. Le nourrisson faible s'assoupit souvent pendant la tétée et a besoin d'être stimulé ; les autres ne s'endorment qu'après.

Conduite à tenir après la tétée.

Il faut bien se garder de secouer l'enfant après la tétée, on s'exposerait alors à le faire vomir. Le bercer avec précaution, si, pour l'endormir, on lui a donné cette mauvaise habitude. On doit le coucher dans son berceau non pas sur le dos, mais légèrement incliné sur l'un des côtés, indifféremment à droite ou à gauche, de préférence du côté droit. Couché sur le dos, il risque de s'étouffer s'il lui arrive de vomir; car, dans cette position, les liquides peuvent pénétrer plus aisément dans les voies respiratoires; à gauche, le cœur peut être entravé dans ses mouvements, tandis que sur le côté droit cet organe n'éprouve aucune gêne et en outre le produit de la digestion, poussé par les contractions des fibres de l'estomac et entraîné par la pesanteur vers le pylore, qui se trouve ainsi dans la partie déclive de l'estomac, s'écoule avec plus de facilité[1]. On tiendra compte de cette particularité anatomique chaque fois qu'on administrera à un enfant ou à un adulte un médicament susceptible d'être rejeté.

[1] Voir figure 24, page 206.

Quantité de lait prise à chaque repas.

Pour être fixé sur la quantité de lait que prend le nourrisson à chaque tétée, il faut avoir recours à la balance, le peser tous les huit jours et plusieurs fois dans la même journée avant et après chaque tétée. Noter les différences et les additionner : leur moyenne exprimera, à quelque chose près, le poids du lait pris dans un repas et les chiffres obtenus se rapprocheront de ceux indiqués au tableau ci-dessous :

1er jour.	10	grammes.
2e —	20	—
3e —	45	—
4e et 5e jours	50	—
Jusqu'au 30e jour.	70	—
2e et 3e mois	80	—
4e et 5e mois	90 à 100	—
6e mois.	125	—
7e, 8e, 9e, 10e, 11e, 12e mois. .	150 à 200	—

Ces quantités se rapportent au lait absorbé par l'enfant nourri au sein et sont inférieures de un quart ou un cinquième à celles que prend l'enfant nourri au biberon.

Époque à laquelle on peut donner au nourrisson autre chose que du lait.

Entre six et huit mois, dès qu'apparaissent les premières dents, l'appareil glandulaire du tube digestif entre dans une période de développement anatomique et physiologique qui lui permet de digérer d'autres substances que le lait. On pourra donc à cette époque, si c'est nécessaire, remplacer une tétée par une bouillie préparée avec de la farine de froment ou d'avoine, au bouillon ou au lait.

Cependant cette bouillie n'est pas indispensable et ne sera employée que dans certains cas bien déterminés : lorsque la nourrice verra son lait diminuer et présentera des symptômes manifestes de fatigue et d'épuisement et quand le nourrisson cessera d'augmenter suivant les proportions normales :

Augmentation en poids, par jour :

1er mois	25 grammes par jour.		
2e —	24	—	—
3e —	23	—	—
4e —	22	—	—
5e —	19	—	—
6e —	18	—	—
7e —	17	—	—
8e —	16	—	—
9e —	15	—	—
10e —	14	—	—
11e —	13	—	—
12e —	10	—	—
13e —	9	—	—
14e, 15e, 16e, 17e, 18e mois	8	—	—
19e mois	7	—	—
20e, 21e, 22e mois	6	—	—
23e, 24e mois	8	—	—

A part ces cas, il vaut mieux ne donner que le sein jusqu'à douze, quatorze et seize mois. Les enfants les plus vigoureux sont ceux qui ont tété le plus longtemps. Il est très important de ménager l'appareil digestif du nourrisson, qui digérera d'autant mieux qu'il sera plus avancé dans son développement. Mais il est malheureusement bien rare que la nourrice puisse allaiter son nourrisson pendant si longtemps avec son lait exclusivement. A douze mois, en effet, la sécrétion lactée diminue pour se tarir généralement vers le dix-huitième ou le vingtième mois. Avant douze mois, s'il est utile de venir en aide au nourrisson, le meilleur des aliments à conseiller, celui qui suffit, sauf pour quelques cas tout à fait exceptionnels de sujets très vigoureux et très voraces, c'est le lait de vache stérilisé, donné en supplément deux au trois fois par jour, à la place d'une tétée, et préparé suivant les règles que nous allons étudier à propos de l'allaitement artificiel.

Allaitement artificiel.

On a prétendu pendant longtemps que l'allaitement artificiel n'était qu'un expédient et un pis aller. Cette opinion était vraie à l'époque déjà lointaine où les notions sur la propreté et l'antisepsie étaient inconnues du grand public, où les coupages du lait étaient pratiqués sans règle, au hasard des fantaisies de chacun, et administrés avec des biberons aussi incommodes que compliqués, bons pour la culture des microbes et de tous les agents de fermentation, mais meurtriers pour les nourrissons; elle a cessé de répondre à la réalité le jour où on a compris que le succès de l'allaitement artificiel serait d'autant plus complet qu'il se rapprocherait davantage de l'allaitement maternel.

Le lait de la mère emmagasiné dans les glandes mammaires conserve une température invariable de 38° et passe directement dans l'estomac du nourrisson sans subir le moindre contact avec l'air extérieur, qui charrie toujours un nombre incalculable de poussières et de microbes.

Au début, c'est un liquide séreux, très aqueux, exerçant une action légèrement purgative par les sels qu'il renferme à la dose de 50 centigrammes pour 100 et possède une certaine valeur nutritive grâce au beurre et à la graisse qui entrent dans sa composition. Sa teneur en principes alimentaires est fort restreinte, mais elle augmente progressivement à mesure que l'enfant se développe et que les besoins de sa nutrition deviennent plus impérieux.

C'est en cherchant à réaliser toutes ces conditions de température fixe de 37 à 38°; d'asepsie par la stérilisation, et de composition par les coupages, qu'on a fait de l'allaitement artificiel une méthode d'alimentation souvent bien préférable à la nourrice mercenaire inconnue, perdue dans le fond d'une campagne éloignée, et que Rouvier de Beyrouth a pu affirmer avec raison que le biberon bien conduit vaut mieux qu'une nourrice médiocre.

Pendant les premiers jours de l'allaitement artificiel, le poids de l'enfant diminue, dit-on, beaucoup plus qu'avec l'allaitement par une nourrice. Ce fait est vrai seulement quand le lait de celle-ci a le même âge que le nourrisson; car si à un enfant de quinze jours on donne une nourrice dont le lait a six ou sept mois, la diminution du poids n'est pas moins accusée dans un cas que dans l'autre. D'ailleurs, par suite de quelques modifications apportées à l'allaitement artificiel tel qu'il était pratiqué jusqu'à ce jour, l'enfant s'habitue vite au lait de vache et ne tarde pas à augmenter suivant des proportions supérieures à la normale en raison de la quantité plus grande du liquide absorbé. Le Bulletin des Crèches de Paris, ainsi que les courbes établies par le professeur Budin, après de nombreuses expériences, sous sa direction et à ses frais personnels, démontrent nettement qu'on peut obtenir d'excellents résultats avec le lait de vache si on le prépare et si on l'administre selon certaines règles qui n'exigent qu'un peu d'attention, de persévérance et de foi dans le succès de l'œuvre à réaliser. Or, quelle est la mère de famille, même un peu frivole, qui n'a pas au fond du cœur le germe de toutes ces vertus avec le désir de les développer pour le plus grand bien de son enfant? Et combien grandes seront sa satisfaction et sa force en face d'une nourrice trop exigeante, de qualités douteuses, en songeant qu'il existe un moyen à sa portée lui permettant d'élever son enfant elle-même et qu'elle n'a pas à se gêner pour réclamer les soins et le dévouement que comporte un bon nourrissage? Beaucoup de nourrices exploitent la tendresse des parents, leur imposent les sacrifices les plus durs, deviennent d'une férocité sauvage dans leurs prétentions en raison des concessions toujours plus grandes qui leur sont accordées, persuadées que rien ne leur sera refusé dans l'intérêt même du nourrisson. Elles s'imaginent que, dominés par la crainte de ne pas trouver, au moment voulu, une autre nourrice qui puisse les remplacer et de compromettre la santé de leur enfant, le père et la mère doivent supporter les irrégularités de leur méchant caractère, leurs insolences et même les infractions graves à la morale et à la tempérance. Si elles savent, au contraire, qu'elles ne seront appréciées et récompensées qu'en considération des services rendus, de leur bonne tenue et de leur sollicitude pour l'enfant; que, dans le cas de fautes trop sérieuses ou trop souvent répétées, l'allaitement artificiel est là pour les suppléer; que leurs gages peuvent être supprimés du jour au lendemain, elles changeront de tactique, deviendront plus soumises, plus réservées et moins capricieuses, et leur arrogance brutale fera place généralement à des sentiments plus doux et plus modestes.

La vulgarisation de l'allaitement artificiel, des règles qui le rendent simple, précis et facile dans son application, la certitude des bons résultats qu'il fournit quand il est bien dirigé, rendront déjà, à ce point de vue, d'inappréciables services.

Grâce à cette précieuse ressource, les parents seront aussi plus rassurés quand il deviendra nécessaire de suspendre l'allaitement au sein, pour cause de maladie passagère de la mère ou pour attendre d'avoir trouvé une bonne nourrice.

Souvent on hésite à retirer le nourrisson à une médiocre nourrice de la campagne, parce qu'on redoute de rencontrer plus mal encore; on attend avec l'espoir que la situation s'améliorera. L'enfant ne fait pas beaucoup de progrès, il paraît même avoir maigri depuis la précédente visite; mais il ne pleure pas, il est calme et repose dans son berceau; d'ailleurs, il dort à peu près chaque fois qu'on vient le voir : il est vrai qu'on vient toujours aux mêmes heures et le même jour, le dimanche, parce que, dans la semaine, on est retenu au magasin ou au bureau; détail bizarre : la nourrice ne donne jamais le sein tant que dure la visite. Hélas! elle serait souvent embarrassée s'il lui fallait donner le sein, généralement vide. Quant au sommeil du bébé, si on se livrait à une enquête habile parmi les femmes du voisinage, on apprendrait quelquefois qu'il est le résultat d'un acte criminel, car il est provoqué par une infusion de pavot administrée régulièrement quelques heures avant l'arrivée des parents. Aussi extraordinaire que ce fait puisse paraître, il existe, et j'en connais, pour mon compte, un exemple parfaitement authentique. Que les parents abandonnent leur timidité aussi lâche que coupable; qu'ils fassent déshabiller leur enfant et demandent qu'il soit mis au sein; qu'ils le pèsent même au besoin : s'il présente sur les cuisses et le périnée des excoriations ou des rougeurs trop vives, si le poids n'a pas augmenté normalement, si le sein ne donne qu'un lait baveux et peu abondant, qu'ils fassent courageusement des observations sévères et légitimes à la nourrice ; si le péril pour l'enfant ne paraît pas imminent, qu'ils attendent huit jours encore; sinon, qu'ils emportent leur enfant, et s'ils ne trouvent pas une autre nourrice, qu'ils le soumettent à l'allaitement artificiel; ils n'auront pas à se repentir de leur détermination.

Préparation du lait pour l'allaitement artificiel Stérilisation. Coupages.

Par le simple examen des tableaux suivants, empruntés aux divers auteurs qui ont étudié chimiquement la composition du lait des principaux mammifères, il est facile de comprendre que le lait de vache ne peut pas être donné à l'enfant sans subir quelques modifications qui le rapprocheront du lait de femme.

Pour 100 parties de lait.	EAU	Matières azotées	BEURRE	SUCRE	SELS
Lait de femme. . . .	87,41	2,28	3,78	6,21	0,31
— de vache	87,17	3,55	3,69	4,88	0,71
— de chèvre. . . .	85,71	4,29	4,78	4,46	0,76
— de jument. . . .	90,78	1,99	1,31	5,67	0,35
— d'ânesse.	89,64	2,22	1,64	5,99	0,51
— de chatte. . . .	81,63	9,08	3,33	4,91	0,58
— de chienne . . .	75,44	11,17	9,57	9,57	0,73

LEBRASSEUR

Pour 1,000 parties de lait. NATURE	Densité.	Eau.	M. Fixes.	Caséine.	Albumine	Beurre.	Sucre.	Sels.
Femme.	1030	881.64	118,36	27.146	13	32.63	52.43	1,80
Anesse. .	1034	900.08	99.92	20,77	15,5	20.53	59,61	4.31
Brebis. .	1040	827.11	172.29	53.02	17	62,21	42.80	7,65
Chèvre .	1030	872,51	127,49	49.47	13,11	49.41	41,91	6,36
Jument.	1033	907,50	92.50	20	14	14,32	47.32	4,04
Vache. .	1032	867	133	36	12	40	50	7 »

POLIN et LABIT.

Le lait de vache renfermant beaucoup plus de matières azotées et moins de sucre que le lait de femme, on l'étendra d'eau pour abaisser le chiffre de l'azote, et pour relever le chiffre de sucre, on ajoutera 14 grammes de cette substance, soit deux morceaux de sucre par litre de lait. Cette opération, qui porte le nom de coupage, est soumise à des règles sujettes à quelques variations quant aux proportions de lait et d'eau à mélanger. Les rapports conseillés par les spécialistes sont indiqués dans les tableaux qu'on va lire :

1er au 2e jour. . .	1 partie de lait. . .	3 parties d'eau.
3e au 30e jour. . .	1 — . . .	2 —
2e mois.	1 — . . .	1 —
3e au 6e mois. . .	3/4 — . . .	1/4 —
10e mois	Lait pur.	

UFFELMANN.

1er mois	1 partie de lait . . .	3 parties d'eau.
2e et 3e mois . . .	1 — . . .	2 —
4e mois	1 — . . .	1 —
5e mois.	2 — . . .	1 —

PERIER.

AGE DE L'ENFANT	QUANTITÉ DE LAIT	QUANTITÉ d'eau sucrée à 50 gr. par litre.
1re semaine.	1 partie.	3 parties.
2e et 3e semaine.	1 —	2 —
4e semaine et 2e mois . .	1 —	1 —
3e et 4e mois	2 —	1 —
5e et 6e mois	3 —	1 —
6 mois à 1 an.	4 —	0 —

POLIN et LABIT.

Tous les auteurs sont d'accord sur la nécessité de modifier la constitution du lait de vache par l'addition d'une certaine quantité d'eau. Les divergences d'appréciation portent uniquement sur les proportions respectives des deux liquides à mélanger, et je me hâte d'ajouter qu'aucune opinion ne peut représenter la vérité absolue et qu'il serait imprudent de vouloir appliquer à tous les nourrissons une formule unique, chacun d'eux ayant des aptitudes digestives et assimilatrices différentes. On serait plutôt disposé à donner sa préférence au titre du mélange qui s'éloignerait le moins des chiffres extrêmes indiqués, en se basant sur l'observation attentive de l'enfant pour acquérir la connaissance exacte des proportions qui lui conviendraient le mieux.

1er cas : Si l'enfant ne vomissait pas, si son poids augmentait suivant la courbe normale, si les selles présentaient les caractères d'une bonne digestion, c'est que le mélange s'adapterait bien à son estomac et rien ne serait à changer;

2e cas : S'il vomissait le lait caillebotté, si les selles étaient diarrhéiques, verdâtres, avec des grumeaux blancs.

si le poids baissait ou augmentait peu, la quantité de lait serait donnée à trop forte dose, et on devrait la réduire ;

3e cas : Si, au contraire, l'enfant ne vomissait pas et présentait des selles normales demi-liquides, jaunes, au nombre de trois ou quatre par jour, et n'augmentait pas suffisamment, c'est que la proportion de lait serait trop faible, et on l'augmenterait. Dans le cas où, malgré ces précautions, la situation de l'enfant ne s'améliorerait pas, il faudrait appeler le médecin, car la maladie serait à craindre.

Mais on peut faire beaucoup mieux : d'une part, en effet, les multiples tâtonnements que nous venons d'indiquer ne sont pas sans présenter des inconvénients graves, d'autre part on s'expose à provoquer des perturbations dangereuses dans l'organisation de l'enfant, si, du jour au lendemain, et avec des différences de 20, 30 pour 100 et quelquefois plus, on change le titre du mélange qui a été donné régulièrement, sans aucune modification, pendant un ou deux mois consécutifs. La nature ne procède pas ainsi, et le lait maternel ne subit pas d'aussi rapides transformations.

Les recherches des chimistes nous apprennent que la richesse nutritive du lait augmente progressivement mais insensiblement; de telle sorte que l'enfant digère sans fatigue et sans trouble physiologique un aliment tous les jours plus nourrissant, grâce à la transition tellement faible entre le lait de la veille et celui du lendemain, qu'elle échappe aux investigations de l'analyse et n'est appréciable qu'à dix ou quinze jours d'intervalle.

L'allaitement artificiel devant s'identifier avec l'allaitement maternel, ce n'est pas trois ou quatre fois dans le cours de la lactation que nous changerons les proportions du mélange, mais bien cinquante à soixante fois, en suivant une courbe régulièrement ascendante qui nous conduira, sans surprise ni brusquerie, au lait pur vers la fin du quatrième mois.

Il n'est pas impossible, comme on pourrait le supposer de prime abord, de se rapprocher presque jusqu'à la perfection des conditions de l'allaitement maternel. Ce qui est difficile, extrêmement difficile, c'est d'obtenir l'application stricte des règles les mieux établies. La paresse, l'insouciance, l'imprévoyance, avec leur cortège obligatoire : l'étourderie, le désordre, l'entêtement, la malpropreté, ennemis naturels de toute discipline et de tout ce qui demande réflexion, effort et persévérance, alliés fidèles de tous les microbes et de toutes les infections, constituent l'écueil le plus redoutable de l'allaitement artificiel. C'est en nous inspirant de la connaissance approfondie de cette somnolence, de cette torpeur de la volonté humaine, dont nous sommes tous affectés à des degrés divers ; c'est dans le but de réaliser la progression croissante dans la richesse des éléments nutritifs du lait de vache, qui doit être modifiée non pas seulement tous les deux mois, ni même tous les mois, mais tous les deux ou trois jours, que nous avons essayé d'imaginer un guide simple, pratique, permettant de diriger l'allaitement artificiel avec une précision mathématique, sans le plus petit effort d'intelligence, sans le moindre calcul. Ce guide est une simple étiquette sur laquelle sont indiquées les proportions de lait et d'eau, ainsi que les intervalles des tétées suivant l'âge du nourrisson. Cette étiquette, que nous appellerons « Hydro-Lactomètre », s'applique sur un litre comme une étiquette ordinaire ; grâce à sa composion, elle résiste longtemps au lavage et son prix très modique permet de la remplacer fréquemment à peu de frais. On trouvera plus loin sa description avec tous les détails précisant les indications utiles qu'on peut tirer de son emploi.

Stérilisateurs usuels.

Tous les stérilisateurs sont fondés sur le même principe et ne diffèrent que par certains détails secondaires concernant la forme des flacons et leur système de bouchage.

Ils se composent tous : 1° *D'un bain-marie* ou marmite de fer-blanc, de fonte ou de terre cuite avec, à l'intérieur, un panier muni d'une anse, analogue aux porte-liqueurs, composé de deux plaques de fer-blanc placées l'une au-dessous de l'autre, séparées par un intervalle de 7 à 8 centimètres, l'inférieure formant support, l'autre percée de dix ouvertures destinées à recevoir les flacons. Le fond, soutenu par des pieds de 2 centimètres de hauteur maintient les flacons dans l'eau du bain-marie, empêche leur contact avec la marmite et les protège contre les coups de feu qui les feraient éclater.

2° *De flacons,* au nombre de dix, représentant la ration que doit prendre l'enfant à chacun de ses huit ou dix petits repas. Il est bon d'avoir un ou deux flacons de réserve pour le cas où le nombre de ceux strictement nécessaires se trouverait réduit par suite d'accidents (dix suffisent largement). On trouve ces flacons chez tous les pharmaciens pour le prix de 10 centimes et ils sont changés pour des flacons de capacité supérieure, à mesure que l'enfant progresse.

Jusqu'à	2 mois,	les flacons	seront de	125	grammes
—	3 —	—	—	140	—
—	4 —	—	—	150	—
—	5 et 6 mois.	—	—	200	—
Après	6 mois.	—	—	225	—

3° D'une tetine s'adaptant au goulot des flacons.

Quand on veut stériliser le lait, et cette opération doit être faite chaque matin à la même heure et appliquée à la quantité de lait nécessaire pour vingt-quatre heures, on remplit les dix petits flacons en ayant soin de laisser 5 centimètres de vide environ dans leur partie supérieure ; on les place dans le porte-flacon et on plonge le tout dans le bain-marie, qui contient de l'eau en quantité telle que son niveau correspond approximativement à celui du lait. On recouvre le bain-marie d'un couvercle fermant hermétiquement. On fait bouillir et on maintient l'ébullition pendant quarante minutes. On retire du feu le bain-marie, et on laisse refroidir. Quand l'heure du repas est venue, on prend un flacon, on le chauffe jusqu'à 37 ou 38° et, muni d'une tetine qui a été lavée à l'eau boriquée (4 o/o), il est présenté au nourrisson.

Tel est le procédé généralement adopté pour la stérilisation du lait dite familiale et qui a été perfectionné et simplifié par certains inventeurs.

Soxhlet a des flacons spéciaux qui coûtent trois fois plus cher que ceux des pharmaciens, mais ne valent pas mieux, et qui sont fermés par un bouchon de caoutchouc ayant la forme d'un disque pédiculé dont le plateau s'applique sur les bords du goulot et le ferme hermétiquement sous l'influence de la pression atmosphérique quand le lait s'est refroidi. Lorsque l'heure du repas arrive, on remplace le bouchon par *une tetine* qu'on *souille régulièrement* pendant les manipulations que nécessite cette opération.

Le Dr Ledé a simplifié l'outillage en prenant des flacons de pharmacie qu'il remplit de lait coupé et qu'il fait bouillir au bain-marie pendant une demi-heure. Après l'ébullition, il les ferme avec des bouchons très propres et enfin il enlève le bouchon et le *remplace par une tetine au moment du repas*.

Le Dr Brunswhik a perfectionné à son tour ce système en bouchant les flacons avec du coton hydrophile qui permet aux gaz de sortir pendant l'ébullition et filtre l'air qui pénètre dans le flacon quand le refroidissement se produit. Lui aussi fait enlever pour le repas le bouchon d'ouate et adapter une tetine au flacon.

PROCÉDÉ DE L'AUTEUR

Tous ces procédés sont excellents et fournissent un lait parfaitement stérilisé; mais *ils violent les règles de l'antisepsie* en ne stérilisant pas la tetine en même temps que les flacons, en faisant prendre par des mains plus ou moins propres, pour l'adapter au biberon, cette tetine qui baigne dans une eau toujours ensemencée de *poussières* et de *microbes*. Nous avons voulu éviter cette critique *en soumettant à la stérilisation tous nos flacons munis d'une tetine,* coiffée elle-même d'un tube protecteur qui nous permettra de l'introduire dans la bouche du nourrisson vierge de tout contact impur.

Donner du lait stérilisé dont la richesse en principes nutritifs augmente progressivement tous les deux ou trois jours, et non par à-coups, avec les différences brusques d'un cinquième, d'un quart ou de moitié du soir au lendemain, qui surprennent la muqueuse éminemment impressionnable du nourrisson; le faire absorber à l'aide d'une tetine également *stérilisée* et qu'on préservera de toute souillure par l'air ou par le contact des mains jusqu'au moment précis où elle sera donnée à l'enfant, tel est l'idéal qui nous a paru le mieux se rapprocher de l'allaitement maternel, et que nous espérons avoir atteint grâce à l'Hydro-Lactomètre et au verre protecteur que nous dénommerons Para-Microbe.

Comme dans les autres procédés de stérilisation, nous employons :

1° Un bain-marie *(fig. 3)*.
2° Des flacons.
3° Un porte-flacons.
4° *Autant de tetines que de flacons.*

Nous complétons notre outillage par un litre de 1,000 grammes de capacité ou litre ordinaire, qu'on trouve dans tous les ménages; par l'Hydro-Lactomètre *(fig. 4,* planche hors texte en lithographie, placée en tête du travail), et enfin par les tubes protecteurs.

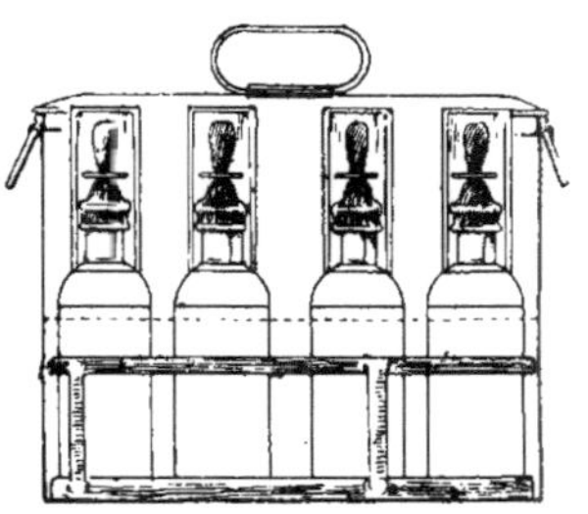

Fig. 3.

Nous opérons le matin de bonne heure, dès que nous avons reçu la provision de lait pour vingt-quatre heures.

Nous lavons soigneusement le litre, les tetines, les tubes et les flacons, que nous disposons en rangée sur une table.

Sur le litre est collé notre Hydro-Lactomètre, qui nous fixera tous les jours sur les proportions de lait et d'eau à mélanger et sur la quantité totale du liquide à faire prendre en vingt-quatre heures.

Nous versons du lait [1] le premier jour dans le litre

[1] Le lait de vache étant moins riche en sucre que celui de femme, sera additionné de 10 grammes de cette substance par litre; 10 grammes équivalent approximativement à un morceau et demi ou deux morceaux de sucre cassé à la mécanique.

jusqu'au trait indiquant 100 grammes (côté gauche de l'Hydro-Lactomètre); ensuite nous ajoutons de l'eau [1] jusqu'au chiffre mentionnant 400 grammes, à droite.

On agite le mélange légèrement et on le répartit à doses égales dans cinq flacons, cinq rations étant plus que suffisantes pour les vingt-quatre premières heures.

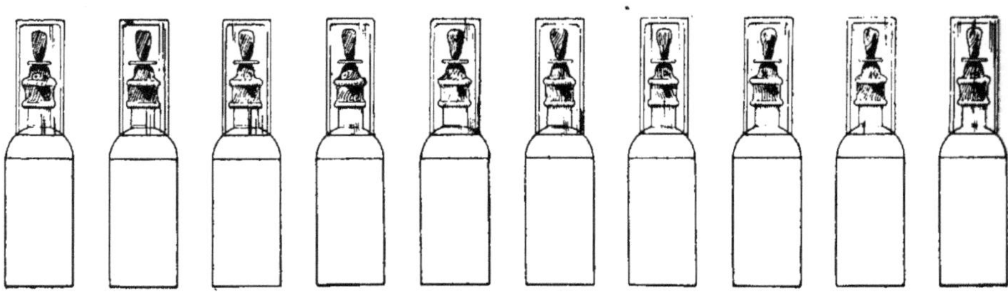

FIG. 5.

Plus tard, suivant l'âge et les indications portées sur l'appareil, on fait la répartition en autant de flacons que de tétées pendant vingt-quatre heures *(fig. 5)*.

Le lendemain, nous ajoutons un peu plus de lait, et nous élevons son niveau jusqu'au trait correspondant au deuxième jour; quant à l'eau, nous en versons jusqu'au même niveau que la veille, soit jusqu'au chiffre 400 grammes, à droite.

Tous les deux ou trois jours, nous augmentons la quantité de lait; le septième jour, nous donnons 150 grammes de lait et 250 grammes d'eau *(fig. 6)*. Pendant cette période de sept jours, la quantité de lait s'est accrue de 50 grammes et l'eau a diminué de la même quantité, le chiffre total du mélange étant resté à 400 grammes. La

[1] L'eau doit aussi être sucrée à raison de 60 grammes de sucre par litre.

progression se trouve aussi réduite que possible : la quantité de lait a été augmentée de 14 grammes seulement tous les deux jours, et les matières albuminoïdes et hydro-carbonées de 0,26 centigrammes approximativement.

D'après notre méthode, nous donnons 100 grammes de lait le premier jour avec 2 gr. 28 de matières albuminoïdes; et le trentième jour 300 grammes de lait avec 6 gr. 84 de ces mêmes substances. Nous augmentons par conséquent ces principes de 6,84 — 2,28 = 4 gr. 56. Cette augmentation se fait par 13 fractions correspondant aux 13 coupages opérés durant le premier mois, soit à 4,56 : 13 = 0 gr. 35 par chaque coupage.

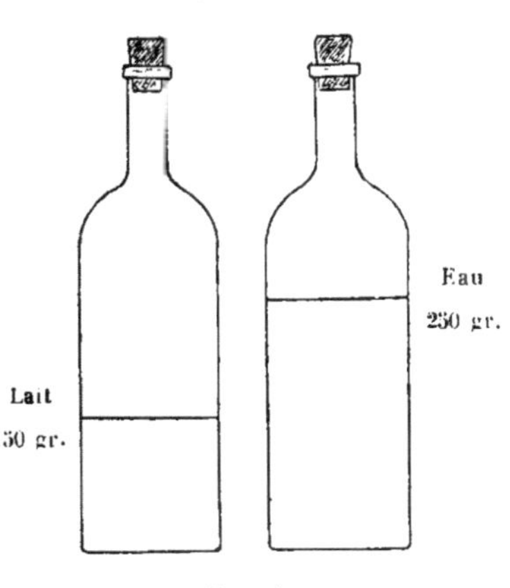

Fig. 6.

D'après les autres méthodes, les rapports du mélange de lait et d'eau ne varient pas pendant le premier mois. Étant de 1 partie de lait pour 3 parties d'eau, le chiffre des matières albuminoïdes pour 100 du mélange est de 2,28 : 4 = 0 gr. 57; au coupage suivant, c'est-à-dire à la fin du premier mois, les rapports devenant de 1 pour 2, le chiffre des albuminoïdes pour 100 du mélange est de 4,56 : 3 = 1 gr. 56.

En conséquence, le nourrisson recevra avec notre méthode 35 centigrammes de plus à chaque coupage, tandis qu'avec les autres il en recevra 1 gr. 56, soit 4 fois plus.

Il n'est donc pas extraordinaire qu'avec des écarts aussi considérables, il se produise des désordres très graves dans l'appareil digestif des enfants et qu'à chaque modification dans les proportions du lait et de l'eau corresponde une poussée de gastro-entérite. Avec notre méthode, au contraire, les voies digestives les plus délicates supportent sans la moindre réaction les quantités régulièrement et progressivement croissantes des éléments nutritifs du lait de vache, car les calculs s'appliquent aussi bien aux hydrates de carbone qu'aux principes azotés.

Le tableau suivant indique les proportions exactes du lait et de l'eau à chaque coupage et le volume du mélange :

JOURS qui suivent la naissance.	LAIT	EAU	VOLUME du mélange.
	Grammes	Grammes	Grammes
	PREMIER MOIS		
1er jour	100	300	400
2e —	120	280	400
5e —	133	267	400
7e —	150	250	400
9e —	168	282	450
12e —	180	320	500
15e —	200	350	550
18e —	218	357	575
21e —	236	364	600
24e —	254	378	625
26e —	272	371	650
28e —	285	390	675
30e —	300	400	700

JOURS qui suivent la naissance.	LAIT	EAU	VOLUME du mélange.
	Grammes	Grammes	Grammes
Deuxième Mois			
3e jour.	320	380	700
6e —	340	380	720
9e —	360	370	730
12e —	380	360	740
15e —	400	350	750
16e —	420	340	760
21e —	440	330	770
24e —	460	320	780
27e —	480	310	790
30e —	500	300	800
Troisième Mois			
3e jour	520	290	810
6e —	540	280	820
9e —	560	270	830
12e —	580	260	840
15e —	600	250	850
18e —	615	245	860
21e —	630	240	870
24e —	645	235	880
27e —	660	230	890
30e —	675	225	900
Quatrième Mois			
3e jour	690	210	900
6e —	705	195	900
9e —	720	180	»
12e —	735	165	»
15e —	745	155	»

JOURS qui suivent la naissance.	LAIT	EAU	VOLUME du mélange
	Grammes	Grammes	Grammes
QUATRIÈME MOIS *(suite).*			
16e jour.	755	145	»
17e —	765	135	»
18e —	775	125	»
19e —	785	115	»
20e —	795	105	»
21e —	805	95	»
22e —	815	85	»
23e —	825	75	»
24e —	835	65	»
25e —	845	55	»
26e —	855	45	»
27e —	865	35	»
28e —	877	23	»
29e —	888	12	»
30e —	900	0	»

Le 15e jour, la quantité de lait sera de 200 grammes, pour 350 grammes d'eau, soit une totalité de 550 gr.

		gr.		gr.		gr.
A la fin du 1er mois. .	Lait :	300	Eau :	400	Total :	700
Au milieu du 2e mois.	—	400	—	350	—	750
A la fin du 2e mois. .	—	500	—	300	—	800
Au milieu du 3e mois.	—	600	—	250	—	850
A la fin du 3e mois. .	—	675	—	225	—	900
Au milieu du 4e mois.	—	745	—	155	—	900
A la fin du 4e mois. .	Lait pur :	900				

Nous avons fait remarquer plus haut que les doses du mélange d'eau et de lait indiquées pour les trois ou quatre premiers jours étaient plutôt exagérées ; cependant la plupart des nourrissons les acceptent et les digèrent bien, mais nous estimons que si l'enfant dort paisiblement il est inutile de le réveiller pour lui faire absorber la totalité des rations, la moitié ou le tiers suffisant à la rigueur pendant les premières journées.

Le mélange étant opéré, nous le répartissons en cinq flacons le premier jour; en 6 le deuxième jour, puis en 8, 9 ou 10 flacons, conformément aux indications portées sur l'Hydro-Lactomètre. Autant de repas, autant de flacons plus un comme réserve en cas d'accident. Notons encore que les flacons ne seront jamais remplis entièrement et qu'il sera laissé un vide de 5 centimètres environ entre le niveau du lait et l'orifice du goulot.

Nous adaptons ensuite au goulot de chaque flacon une tetine, de préférence celle de Gentille, et nous coiffons la tetine du para-microbe.

Nos flacons sont placés dans le panier et plongés dans le bain-marie contenant de l'eau froide dont le niveau doit atteindre celui des flacons à stériliser.

La marmite est recouverte et placée sur un fourneau quelconque au bois, au charbon, au pétrole ou au gaz; l'ébullition commencée, on la maintient pendant 40 à 45 minutes.

L'appareil est ensuite retiré du feu et placé dans un endroit frais. En hiver, le refroidissement se produit assez rapidement, et si l'on veut conserver les flacons à une température de 37 à 38°, il faut avoir soin d'envelopper la marmite dans une couverture de laine.

Dans le cas où l'enfant manifesterait un besoin trop pressant de recevoir sa ration du matin et si les provisions de la veille étaient épuisées, on pourrait retirer un flacon de la marmite avec précaution pour ne pas se brûler, l'exposer à l'air pendant quelques minutes ou le placer sous un robinet d'eau froide pour le ramener plus vite à la température de 37 à 38° qu'on apprécie fort bien à la main avec un peu d'habitude. Il est essentiel, en effet, que le lait soit toujours administré à cette température, qui doit être maintenue pendant les 4 à 5 minutes que dure la succion, surtout en hiver; pour cela, il suffit d'introduire le flacon biberon dans une pochette de laine plus ou moins épaisse suivant les rigueurs de la saison. Ces précautions prises, on saisit le flacon, on l'agite pour opérer le mélange de la crème avec le reste du liquide, on le maintient à l'aide de la main gauche, tandis que de l'autre main on enlève le para-microbe et on introduit dans la bouche du nourrisson la tetine, qui se trouve dans un état de complète asepsie (*fig. 7*).

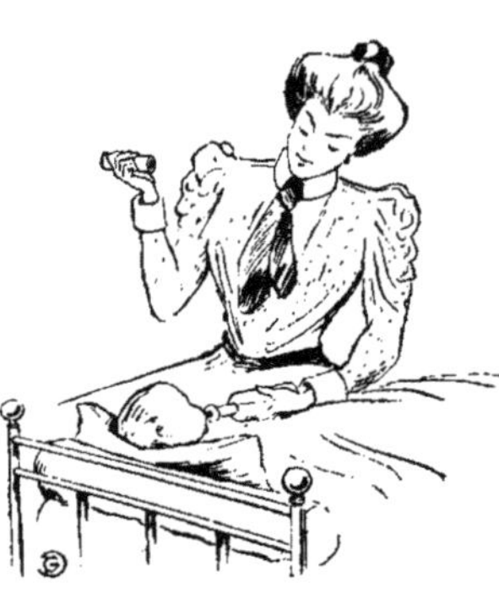

Fig. 7.

Avec cette méthode, rien n'échappe à l'action de la vapeur et les effets de la stérilisation sont assurés jusqu'au moment précis où le lait pénètre dans l'estomac du nourrisson, de telle sorte que les conditions de l'allaitement maternel sont réalisées avec une perfection presque absolue.

L'Hydro Lactomètre, par la progression méthodique et précise des coupages, donne au lait de vache toutes les qualités qu'il est possible d'emprunter au lait féminin à l'aide d'artifices faciles, simples, à la portée non pas des chimistes, mais bien des ménagères.

Le Paramicrobe complète l'outillage de la stérilisation : il est formé d'un petit verre cylindrique sans pied qui recouvre les flacons munis de leur tetine et qu'on enlève juste au moment de donner le biberon à l'enfant;

il est gradué et peut servir plus tard aux enfants sevrés comme verre de table, les grands verres les exposant à boire plus que la ration permise; il peut être aussi utilisé pour mesurer une ou deux cuillerées de potion, les marques 1 C et 2 C correspondant au niveau que des quantités équivalentes de liquide atteignent dans le verre; il est encore à recommander pour couvrir le goulot des flacons à potions destinées aux malades grands ou petits : il protège en effet les bords du goulot contre les poussières qui s'y accumulent, qu'on entraîne avec le contenu de la potion quand on le verse dans la cuillère et qui vont ajouter dans l'estomac et l'intestin des patients de nouveaux éléments de fermentation toujours nuisibles. Chacun sait, du reste, que, malgré les plus grands soins de propreté, l'atmosphère des chambres est toujours peuplée d'une myriade de poussières qu'il est facile d'observer dans les faisceaux de lumière solaire qui pénètrent dans nos appartements (*fig. 8*).

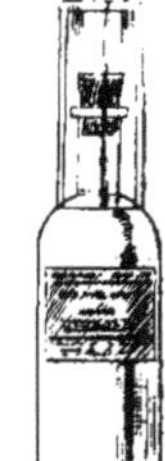

Fig. 8.

Il est entendu que lorsqu'on se servira de ce verre en guise de cuillère pour administrer les potions, il sera nécessaire d'en essuyer les bords avec un linge propre.

Nombre des repas. Durée de la tétée.

Le nombre des repas est le même que celui du nourrisson élevé au sein; la durée de la tétée est plus courte, le biberon étant plus rapidement vidé que le sein. Quant à la quantité de lait absorbée, elle doit être d'un quart ou d'un tiers supérieure à celle du lait maternel, l'assimilation de ce dernier étant plus rapide et plus complète; mais il est impossible de l'évaluer et de l'exprimer en chiffres invariables en raison des besoins propres à chaque enfant et de la qualité du lait, dont la composition n'est pas constante. Il faut donner toujours la ration maximum, car l'enfant bien réglé prendra sa nourriture jusqu'à satiété et ne dépassera guère les exigences de son organisme. En six à huit minutes, il aura le temps d'absorber la quantité de lait qui lui est nécessaire, et s'il en reste, cet excédent sera jeté, tout flacon entamé ne devant iamais servir pour le repas suivant.

Quel est le meilleur biberon?

Les flacons qu'on trouve dans toutes les pharmacies sont, d'après nous, les meilleurs biberons : ils ne sont ni plus ni moins fragiles que les verres des appareils les plus compliqués; leur graduation est inutile avec l'Hydro-Lactomètre; leur prix est trois fois moindre, et leur nettoyage est presque aussi facile.

Les biberons les plus compliqués, ceux à tube particulièrement, sont à proscrire, car leur entretien est difficile et leur disposition est éminemment favorable à la culture des microbes.

Le verre, la tasse, le bol, la cuiller sont également interdits en raison de l'exposition prolongée du lait à l'air et aux poussières que comportent ces modes d'allaitement et des dangers d'infection qui en sont la conséquence.

L'éponge, le nouet, imbibés de lait ou d'eau sucrée, qu'on pourrait aussi bien appeler *chiques infantiles,* sont de véritables porte-poisons et méritent d'être bannis avec la dernière rigueur.

Le simple flacon, muni de sa tetine aseptique, est le biberon le plus commode, le plus pratique, avec lequel le liquide alimentaire pénètre dans l'estomac du nourrisson presque aussi lentement et aussi régulièrement que par la succion du lait maternel.

Il existe des flacons spéciaux dont les angles arrondis rendent le nettoyage plus facile, tels que ceux de Budin, de Gentille, de Saint-Martin, etc., mais il n'y en a pas qui dispense des soins d'une très minutieuse propreté.

Lait. Quel est le lait qui convient le mieux pour l'allaitement artificiel?

Parmi les mammifères qui fournissent du lait propre à l'allaitement artificiel, nous trouvons : la jument, l'ânesse, la chèvre, la brebis et la vache.

Nous accorderons notre préférence à celui dont la composition se rapprochera le plus de celle du lait féminin et qu'on pourra se procurer abondamment, partout, durant toute l'année, et à des prix peu élevés.

Le lait de femme est le type parfait du lait de digestion et d'assimilation faciles. De réaction alcaline, il se distingue surtout du lait des autres animaux par l'état de ténuité des éléments moléculaires qui constituent sa partie solide. Les albuminates y sont représentés par une partie d'albumine et deux parties de caséine. La graisse ou beurre du lait féminin est formée par des globules graisseux, mesurant deux millièmes de millimètre, plus volumineux que ceux des autres laits, composés des triglycérides des acides oléique, palmitique et stéarique. L'acide oléique, beaucoup plus abondant que celui des globules du lait de vache, fond à une température moins élevée que ce dernier, ce qui plaide en faveur de sa digestibilité. L'enveloppe du globule graisseux connue sous le nom de membrane haptogène, formée de fibrine coagulée maintenue par une sorte de tension adhésive, se déchire et se divise elle-même avec une extrême facilité et concourt à rendre plus digestif le beurre du lait féminin. Enfin la graisse, par le battage avec l'éther, s'extrait plus facilement du lait de femme que du lait de vache.

Quand les globules graisseux, dépassant deux millièmes de millimètre, dominent dans le lait, celui-ci est très gras, trop riche, et difficile à digérer; il est maigre, et insuffisant, dans le cas contraire.

Il ne doit exister dans le lait ni globules de sang, ni globules de pus.

La présure fait précipiter le lait de femme en flocons d'une légèreté et d'une finesse très remarquables.

Les sels sont moins abondants dans le lait de femme que dans le lait de vache, sauf le fer; la quantité de chaux est cinq fois moindre et celle d'acide phosphorique quatre fois.

Sels contenus dans 1,000 parties de lait.

	POTASSE	SOUDE	CHAUX	MAGNÉSIE	OXYDE de fer.	ACIDE phosphorique.	CHLORE
Lait de femme.	0,70	0,30	0,30	0,10	0,006	0,50	0,40
Lait de vache. .	1,80	1,10	1,60	0,20	0,004	2 »	0,70

BUNGE.

La composition du lait de femme, comme celle du lait de tous les mammifères, n'est jamais fixe : elle varie du matin au soir, elle change même du commencement à la fin de la tétée; sa teneur en principes nutritifs s'affaiblit ou augmente suivant que la nourriture est maigre ou substantielle.

Composition du lait de femme (pour 100 parties).

	EAU	ALBUMINE	GRAISSE	SUCRE	SELS
1° Sous l'influence d'un régime pauvre.	91,40	3,60	0,80	4 »	0,20
2° Sous l'influence d'un régime riche en viande.	88,10	3,80	3,40	4,50	0,20

Au commencement de la tétée, on trouve : 1,38 de graisse.
Au milieu — — 3,24 —
A la fin — — 5,11 —

MENDÈS-SOXHLET.

L'écoulement menstruel détermine quelques variations dont les plus importantes sont l'augmentation du sucre et de la caséine et la diminution de la partie aqueuse, d'où il résulte que le lait devient plus lourd et provoque chez le nourrisson de l'insomnie, de l'agitation et des coliques diarrhéiques avec coloration verdâtre, qu'on peut atténuer par l'administration de quatre à cinq cuillerées à café d'eau de chaux dans la journée. L'alcool et les émotions violentes altèrent plutôt la qualité du lait que sa composition. Je connais l'exemple d'un nourrisson qui mourut dans des convulsions affreuses pour avoir tété le lait de sa mère qui avait appris, la veille, la mort de son mari, tombé d'un échafaudage.

En temps normal la digestibilité du lait de femme est si parfaite que l'absorption de ses matières azotées est de 99,50 o/o et son résidu presque nul. Cette qualité essentielle tient à des facteurs multiples que nous ont appris à connaître l'observation, les progrès de l'hygiène et de la bactériologie, et qui sont : 1° sa température uniforme qui est de 38°; 2° sa pureté absolue, la glande mammaire qui lui sert de réservoir, étant inaccessible aux poussières et aux microbes extérieurs; 3° sa teneur en principes alimentaires progressivement croissante et parallèle au développement du nourrisson; 4° enfin et tout spécialement la finesse et l'instabilité excessive des éléments moléculaires qui composent sa graisse et ses albuminates.

C'est la connaissance de toutes ces particularités qui nous guidera dans le choix du lait pour l'allaitement artificiel, dans la manière d'opérer ses coupages, de le rendre aussi pur, aussi aseptique que le lait maternel et de l'administrer suivant certaines règles qui nous permettront de l'humaniser dans les limites les plus larges des possibilités actuelles.

Lait de jument. — Le lait de jument est très facile à digérer, mais il est trop pauvre en matières azotées, en sucre, et surtout en graisse; il conviendrait uniquement dans quelques cas spéciaux pour des enfants à tube digestif exceptionnellement délicat. D'ailleurs son extrême rareté et les difficultés que présente la traite de ces animaux l'empêcheront toujours d'entrer dans la pratique courante de l'allaitement artificiel.

Lait d'anesse. — Le lait d'ânesse est également plus léger que le lait féminin; il est moins riche en beurre et en albumine et possède des propriétés légèrement laxatives. Les albuminates y sont dans le même état de divisibilité que dans le lait de femme. Il est administré immédiatement après la traite sans avoir été soumis à l'ébullition ni à la stérilisation, l'ânesse étant réfractaire à la tuberculose. Une ânesse peut nourrir trois enfants de un à trois mois, deux de quatre à cinq mois, un de cinq à neuf mois. Ce lait est surtout indiqué chez les enfants débiles, à fonctions digestives paresseuses, pendant les deux ou trois premiers mois ; après cet âge, il devient insuffisant. Mais on en trouve difficilement, et son prix élevé, qui peut atteindre jusqu'à 5 et 10 francs le litre, en fait un aliment par trop aristocratique pour être conseillé couramment ; on ne l'emploiera guère que momentanément dans les cas de dyspepsies rebelles ou lorsque le nourrisson, trop faible, ne pourra pas digérer le lait de femme ni le lait de vache stérilisé.

Lait de chèvre. — Le lait de chèvre est moins rare ; mais sa richesse en beurre et en caséine et sa pauvreté en sucre le rendent difficile à digérer aux enfants âgés de moins de quatre à cinq mois. Il dégage une odeur forte, due à la présence d'un acide, l'acide caprinique, qui impressionne désagréablement l'odorat de certaines personnes adultes, mais ne l'empêche pas d'être bien accepté par les enfants. Il pourrait succéder à l allaitement par le lait d'ânesse vers le cinquième mois. Les chèvres jeunes, à la deuxième portée, à robe blanche, ont, paraît-il, un naturel plus doux et fournissent un lait qui n'a pas d'odeur et se digérant très bien. Cette particularité semblerait indiquer que la mauvaise odeur du lait de chèvre est imputable moins à un acide qu'au mauvais entretien de l'animal, le poil blanc exigeant plus de soins de propreté.

Lait de brebis. — Le lait de brebis renferme de si fortes proportions de matières azotées, de beurre et de sels, qu'il est très indigeste et peu recommandable. Du reste, il serait difficile de se procurer la quantité nécessaire pour en faire la base de l'allaitement artificiel, la lactation.

chez les brebis, commençant en avril ou mai pour finir en septembre.

Lait de chienne. — Le lait de chienne est encore plus riche, trois fois plus, en azote, en graisse et en sucre. Il est donc moins à recommander. On cite pourtant le cas, paraît-il authentique, d'une chienne nourrice, aux environs de Bruxelles, qui aurait allaité un enfant avec plein succès. On trouvait fréquemment nourrice et nourrisson dormant, pendant la belle saison, sous les épais ombrages des arbustes du jardin. Ce nourrisson serait devenu un orateur aussi influent que bruyant du parti socialiste belge. Bien que cette anecdote nous semble un peu extraordinaire, nous lui accorderons cependant plus de crédit qu'à la légende de la louve allaitant Rémus et Romulus.

Lait de vache. — Bien que le lait de vache ne soit pas celui qui présente le plus d'analogie avec le lait féminin, nous l'adopterons cependant comme le meilleur en raison des facilités qu'on a de se le procurer partout à des prix abordables et aussi des moyens pratiques qui nous permettent de modifier sa composition et de ramener son pourcentage aux chiffres qui correspondent à ceux des éléments déterminés dans le lait féminin par l'analyse chimique.

L'addition d'eau réduira les proportions trop élevées de l'albumine et de la graisse, et le sucre incorporé à l'eau du coupage à raison de 50 grammes pour 1,000 grammes d'eau et de 10 grammes par litre de lait quand celui-ci sera donné pur à cinq mois, remédiera à l'insuffisance d'hydrate de carbone.

La constitution moléculaire du lait de vache n'a pas la

même ténuité que celle du lait de femme, et sous l'action du lab-ferment sa caséine se précipite en caillots plus épais, plus durs, plus adhésifs et moins accessibles à l'imbibition par les sucs digestifs. Tandis que le lait de femme et d'ânesse se prennent en caillots très fins, très légers, se divisant sous la plus légère pression, le lait de vache se caillebotte en masses volumineuses, compactes et résistantes.

Le lait de vache renferme une multitude de ferments et de micro-organismes tombés du pis et des mamelles de l'animal ou des mains du laitier pendant les manipulations de la traite ou provenant des récipients malpropres, de l'air ambiant vicié, ou bien encore du sang de la vache atteinte de quelque maladie contagieuse. On connaît de nombreux exemples de scarlatine, de variole, de diphtérie, de fièvre typhoïde et de tuberculose, contractées par ce mode de transmission. De là découle la nécessité pour tous ceux qui exercent l'industrie du lait de vache de pratiquer les règles de la propreté la plus méticuleuse pour empêcher l'ensemencement de toutes ces maladies, de se savonner les mains et de laver soigneusement les trayons de l'animal à traire, de nettoyer les vases récepteurs, de placer le lait tiré dans un endroit frais, à l'abri des poussières et des miasmes, d'éviter de le laisser séjourner dans une chambre de malade. De ces considérations découle aussi la nécessité formelle de ne jamais donner le lait cru, de le soumettre en vase clos à la température de 100 à 102 degrés centigrades pour détruire non seulement les micro-organismes de la simple fermentation acide, mais surtout les agents des maladies les plus redoutables. L'ébullition a de plus le très grand avantage de modifier heureusement la constitution moléculaire du lait de vache, la caséine du lait stérilisé se précipitant en caillots plus fins, moins denses et de dissolution plus facile.

Les sels existent dans le lait de vache dans des proportions très élevées, mais le mouillage atténue cet excès.

L'absorption du lait de vache n'est pas aussi complète que celle du lait féminin, surtout pour la graisse et les sels. Elle est indiquée par les chiffres suivants, empruntés à Uffelmann :

Degré d'absorption pour 100 parties de lait de vache et de lait féminin :

ÉLÉMENTS CHIMIQUES	LAIT DE VACHE		LAIT DE FEMME
	Adulte.	Enfant.	Enfant.
Albumine.	98.80	98,70	99.50
Graisse.	94,50	93,50	97,50
Sels	50.40	66.20	90,00
Sucre de lait	100,00	100,00	100,00
Substances sèches . . .	91,00	92,00	97,00

On n'oubliera pas que les selles, au nombre de deux ou trois par jour pendant les premiers mois, colorées en jaune d'or comme les œufs brouillés, sans caillots ni grumeaux, démontrent que les phénomènes de la digestion s'accomplissent normalement.

La composition du lait de vache est soumise à de nombreuses causes de variation, dont les mieux connues sont : la *nourriture*, l'*âge des animaux*, le *moment de la traite*, la *maladie* et les *médicaments*.

La *nourriture* modifie profondément le lait dans sa

qualité, sa quantité, et les proportions de ses éléments nutritifs.

La verdure en trop grande quantité communique au lait des propriétés purgatives. Les drèches de blé, de maïs; tous les résidus de distilleries, de sucreries, de féculeries; les déchets de cuisine en voie de fermentation, le trèfle gâté, etc., donnent un lait de mauvais goût et nuisible à la santé.

Une nourriture composée de céréales concassées, d'avoine, de seigle, de fèves, de graine de lin, de luzerne, de regain, de paille hachée, de pommes de terre, de topinambours et de carottes font un lait éminemment eupeptique et nutritif.

C'est de quatre à cinq ans que la vache fournit le lait contenant le maximum de principes alimentaires. Après cet âge, le lait sécrété suit une courbe progressivement descendante dans sa qualité et dans sa quantité.

Les éléments nutritifs et les sels du lait varient suivant qu'on examine le lait du matin, de midi et du soir.

On trouve pour 100 parties de lait.		Albumine	GRAISSE	SUCRE	SELS
	Traite du matin. . . .	3,85	3,95	3.80	0.50
	— de midi	3,75	6,45	3,50	0.70
	— du soir.	3,45	8,25	3.75	0.80

De Léon.

Le lait du matin est plus riche en eau et en albumine et plus pauvre en graisse.

La richesse du lait est plus grande chez les animaux vivant en liberté; elle augmente à mesure qu'on s'éloigne de l'époque de la parturition, et l'élevage du nourrisson pourrait très probablement se faire à la campagne avec du lait pur, tiré le matin à une vache fraîchement vêlée, et soumis à la simple stérilisation. Comme la femme nourrice, la vache aurait ainsi un lait dont l'âge se rapprocherait de celui du nourrisson.

Mais ces conditions n'étant à la portée que du très petit nombre, il vaut mieux se contenter du lait de plusieurs vaches, parce que ce mélange présentera un rapport beaucoup plus constant dans ses éléments. Le mélange a, d'ailleurs, pour résultat d'améliorer l'ensemble du liquide au point que, d'après le professeur Gérardt, le lait d'une vache tuberculeuse deviendrait stérile par suite de son incorporation à une grande quantité d'autre lait. Nous enregistrons avec plaisir cette affirmation ; mais nous resterons fidèle quand même au principe de l'ébullition prolongée qui, seule, nous donnera la certitude de la destruction de tous les germes pathogènes que le lait peut contenir.

Maladie. — Les vaches sont sujettes à un certain nombre de maladies qui appauvrissent les principes nutritifs de leur lait et en rendent l'usage dangereux. La pommelière ou tuberculose localisée aux mamelles ou généralisée à l'appareil pulmonaire, peut se transmettre par le beurre ou par le lait, s'il n'est pas soumis à la stérilisation. La pneumococcie et la streptoccocie, affections encore mal connues, trouvent dans le lait un milieu excellent pour leur culture et leur propagation.

Les professeurs Chambrelent et André Moussous ont trouvé le bacille du charbon dans le lait des vaches atteintes de la fièvre charbonneuse.

Certains médicaments, tels que l'arsenic, l'émétique, le mercure, l'iodure de potassium, l'essence de térébenthine, l'opium, la digitale, la belladone, la strychnine, la rhubarbe, etc., se retrouvent dans le lait des animaux qui les absorbent et peuvent déterminer chez les nourrissons des indispositions quelquefois très graves dont la nature échappe à l'observation la plus attentive des meilleurs cliniciens. Cette faculté éliminatrice de la glande mammaire est mise à profit pour faire passer dans le lait certains médicaments qui seraient mal supportés s'ils étaient donnés directement au nourrisson. C'est ainsi qu'on peut avoir du lait phosphaté, du lait ioduré et du lait mercuriel.

Le lait phosphaté s'obtient en administrant aux animaux des phosphates mélangés avec les aliments ou dissous dans l'eau dont on les abreuve, ou bien en les nourrissant de plantes fourragères soumises à la culture intensive par les engrais chimiques superphosphatés.

Pour avoir du lait chargé d'iodure ou de mercure, on donne aux vaches, et surtout aux chèvres, une solution iodurée ou on leur fait une friction avec 10 grammes d'onguent mercuriel, deux fois par semaine, sous le ventre, au niveau du pli de l'aine.

Le lait phosphaté rend de très grands services chez les enfants chétifs, issus de parents surmenés ou tuberculeux, et chez ceux dont le squelette, médiocrement développé, présente des tendances aux altérations du rachitisme.

Le lait mercuriel est précieux chez l'enfant syphilitique que la mère ne peut pas allaiter et qu'on ne veut pas confier à une nourrice mercenaire à cause des dangers d'une contagion probable et des responsabilités civiles à encourir.

On n'emploiera jamais de lait aigre. S'il était impossible de s'en procurer d'autre, il vaudrait mieux, en attendant la provision du lendemain, ne donner au nourrisson que des infusions de thé ou de tilleul, sucrées à raison d'un morceau de sucre coupé à la mécanique pour 100 grammes de liquide, que de s'exposer à lui communiquer le germe de quelque grave maladie. La diète d'un jour ne l'incommodera guère, tandis qu'il pourrait mourir d'une gastro-entérite aiguë.

Liquides à employer pour les coupages du lait.

On ne se servira pour les coupages que d'eau potable, de puits ou de source, fraîchement recueillie. Les eaux de citerne doivent être rejetées ainsi que les eaux provenant de puits qui se trouvent dans le voisinage de fosses d'aisances ou de réservoirs à fumier et à purin. On peut utiliser certaines eaux minérales neutres, recommandables surtout par leur pureté, telles que les eaux d'Évian ou d'Alet.

Le mélange d'eau et de lait ne contenant pas une proportion de sucre assez élevée, on corrigera cette insuffisance en additionnant l'eau de 5 o/o de sucre, soit 50 grammes de sucre pour un litre d'eau. Le sucre de lait ou lactose a été recommandé par certains médecins; mais il ne vaut pas mieux que le sucre ordinaire : il est beaucoup plus cher et n'est pas toujours aussi facile à se procurer. On ne dépassera jamais la dose indiquée, l'excès de sucre utile se transformant en acide lactique qui exerce une action funeste sur l'organisme de l'enfant et le prédispose au rachitisme.

On s'abstiendra pour les coupages d'eau panée, de décoctions et d'infusions de plantes aromatiques ou rafraîchissantes. Quelques spécialistes conseillent l'addition au lait d'une décoction de gruau d'orge pour les enfants constipés, et de riz pour ceux atteints de diarrhée.

Si on a recours à ces mélanges, ce sera uniquement à titre d'essai provisoire et on les abandonnera si les effets qu'on en espère sont trop lents à se manifester.

L'eau de Vichy, l'eau de chaux à la dose de cinq à six cuillerées à soupe, peuvent être autorisées avec avantage quand les enfants, nés de parents dyspeptiques, présentent des troubles digestifs. L'eau de chaux est particulièrement recommandable en raison de ses propriétés antiacides, et de l'action qu'elle exerce sur la constitution moléculaire de la caséine, qui ne se coagule pas aussi rapidement et ne forme plus ces caillots volumineux rebelles à l'action du suc gastrique. La chaux possède, en outre, des vertus ostéogéniques précieuses pour le développement du squelette de l'enfant.

Lait condensé. Farines lactées.

Le lait condensé ou de conserve, les mélanges crémeux, doivent être proscrits de l'alimentation infantile. Ce n'est que dans les cas exceptionnels de longs voyages sur mer et quand il est impossible de faire autrement qu'on peut en permettre l'usage à la condition qu'ils soient mélangés dans des proportions convenables avec de l'eau parfaitement stérilisée.

Les farines lactées sont nuisibles jusqu'à six mois, la ptyaline et l'amylapsine faisant entièrement défaut pendant le premier mois et n'étant pas sécrétées en quantité suffisante avant l'apparition des premières dents.

Conservation du lait. Pasteurisation. Ébullition. Stérilisation et ses effets.

La conservation du lait n'est possible que si les ferments et les microbes divers qu'il contient sont neutralisés ou détruits par un procédé chimique ou physique quelconque. Or, il n'existe aucun antiseptique, inoffensif pour l'organisme humain, qui soit doué de propriétés bactéricides efficaces. Nous n'avons à notre disposition, comme moyens pratiques pour la conservation et la stérilisation du lait que des procédés physiques.

Le froid n'incommode guère les microbes, qu'on a trouvés dans des blocs de glace bien vivants et n'ayant rien perdu de leur virulence.

Pasteur soumettait le lait à une température de 70° pour lui conserver son goût et sa saveur et croyant le débarrasser de ses germes morbides. Cette température suffit bien pour tuer le germe de la tuberculose, le bacille de Koch, mais les spores ou graines du bacille conservent leur vitalité et même leur fécondité, et les dangers de la contagion ne sont pas supprimés.

La pasteurisation et l'ébullition à l'air libre durant cinq minutes permettront de conserver le lait pendant vingt-quatre heures, mais ne le rendront pas stérile. Pour obtenir ce dernier résultat, il est nécessaire de le soumettre à l'ébullition pendant demi-heure à trois quarts d'heure dans un bain-marie muni d'une couverture (100 à 102°). C'est à cette opération qu'on donne le nom de stérilisation familiale par opposition à la stérilisation industrielle qui élève la température du lait jusqu'à 110 et 115°. Cette température, excessive dans la circonstance, car 102° et 100° suffisent, a pour effet de caraméliser le lait, de lui donner la couleur chocolat, d'altérer sa graisse et son albumine et d'adultérer son odeur et son goût. Avec la stérilisation familiale, l'aspect et la saveur ne changent pas et, fait important à noter et qui constitue un précieux résultat, la caséine, diminuée dans sa quantité, se précipite en caillots plus fins, moins résistants et plus accessibles à l'action peptonisante du suc gastrique.

Analyse d'Yvon.

	EFFETS DE LA STÉRILISATION sur la composition chimique du lait.	LAIT CRU	LAIT STÉRILISÉ
Par litre de lait.	Eau	887,78	877.77
	Beurre	28,60	26,10
	Caséine	26.45	12,13
	Lactose (sucre)	50,85	56,00

Diminution de la quantité de caséine, fractionnement plus parfait de ses éléments moléculaires, voilà deux résultats qui méritent d'arrêter l'attention par suite de l'heureuse transformation qu'ils font subir au lait de vache en le rapprochant de plus en plus du lait féminin par ses qualités digestives et sa composition. Aussi voit-on le lait stérilisé réussir à merveille, non seulement dans l'allaitement artificiel scientifiquement dirigé, mais encore dans le traitement d'un très grand nombre de maladies rebelles de l'appareil digestif. Tel malade qui vomissait le lait ordinaire et conservait ses troubles digestifs avec des alternatives de diarrhée et de constipation, régurgitations, ballonnement, borborygmes (gargouillements), coliques, etc., voit son état s'améliorer par le lait stérilisé et aboutir rapidement à la complète guérison. Quand le lait n'est pas supporté, on nourrit le malade pendant quelques jours avec de la crème d'orge.

On trouvera encore dans le lait stérilisé une ressource précieuse chaque fois que la mère sera trop faible pour nourrir exclusivement avec son lait ou que ses occupations la tiendront éloignée de sa maison pendant toute la journée; quand il y aura deux jumeaux à élever; enfin lorsque l'allaitement mixte deviendra une nécessité.

Allaitement mixte.

L'allaitement mixte, mélange des deux allaitements, maternel et artificiel, réussira surtout si le lait de la mère représente au moins la moitié de la ration de l'enfant et à la condition que le complément soit du lait stérilisé, administré d'après les règles indiquées à propos de l'allaitement artificiel.

Le nombre des tétées sera toujours le même : le biberon alternera avec la tétée quand le moment du repas sera venu.

Cette méthode d'élevage est adoptée par quelques femmes du monde, de constitution faible mais très raisonnables, qui tiennent à donner le sein à leur enfant, mais qui, redoutant les fatigues occasionnées par les tétées nocturnes, le confient pendant la nuit à une personne sûre, dressée à l'administration du lait stérilisé. On ne peut que louer la conduite de ces jeunes mamans, qui s'efforcent de concilier leurs devoirs maternels avec les ménagements qu'exige une santé délicate.

Au contraire, les ouvrières des campagnes ou des centres industriels donnent le sein pendant la nuit, le matin de bonne heure et laissent l'enfant pendant le jour à la crèche ou à la maison, sous la surveillance de la grand'mère, d'une femme de journée ou d'une sœur aînée déjà grande fille. Ce mode d'allaitement est inférieur au précédent, parce que le travail de l'atelier, aussi bien que les travaux champêtres, généralement très rudes, diminuent la production et la qualité du lait.

L'allaitement artificiel bien conduit, employé seul, vaut presque mieux.

On notera que plus l'enfant sera avancé en âge, meilleurs seront les résultats de l'allaitement mixte.

Quoi qu'il en soit, vers le sixième mois, il arrive fréquemment que l'allaitement mixte s'impose : la mère, qui a nourri jusqu'alors sans rien éprouver d'anormal, commence à perdre son appétit, à maigrir, à se plaindre de douleurs persistantes dans les muscles des gouttières vertébrales et sous les omoplates ; son lait devient plus rare, et le nourrisson dépérit ou reste dans un état stationnaire : il pleure après la tétée et fait comprendre par ses cris que son besoin de nourriture n'est pas entièrement satisfait. Avec la pesée avant et après la tétée et l'examen des chiffres indiqués page 61, on se rend compte si réellement la quantité de lait prise à chaque repas correspond à la normale. C'est encore avec la balance qu'on se renseignera tous les huit jours sur l'augmentation journalière du poids, qui ne doit jamais s'écarter de la moyenne (voir page 62) d'une manière sensible pendant plus de quatre à cinq jours consécutifs, sauf le cas d'indisposition ou de maladie.

Quand il est bien établi que l'enfant ne reçoit pas la ration indispensable, que ses plaintes trahissent réellement l'insuffisance de sa nourriture et non ses caprices ou ses accès de mauvaise humeur, et qu'en outre les forces de la nourrice commencent à faiblir, il est préférable de recourir à l'allaitement mixte, dans l'intérêt du nourrisson et de la nourrice, plutôt que de chercher un complément de substances alimentaires dans les préparations culinaires diverses qui surchargent outre mesure l'estomac des nourrissons.

Le lait de vache stérilisé convient mieux que tout

autre aliment, parce qu'il peut être donné à discrétion sans inconvénient et qu'il sera infiniment mieux toléré que les fécules et la cellulose des soupes, des bouillies et des panades. Celles-ci ne seront données aux enfants de six mois, exceptionnellement robustes et voraces, que dans le cas où le lait maternel, seul ou associé au lait de vache, ne suffirait pas à calmer leur appétit, ce qui est bien rare.

Jusqu'à quinze, dix-huit et vingt mois, le lait suffit généralement aux besoins du nourrisson. Nous en avons la démonstration dans les résultats obtenus par les Chinois, les Japonais et certains peuples de l'Afrique centrale, qui nourrissent leurs enfants avec du lait exclusivement jusqu'à l'âge de trois et quatre ans. Chez les enfants soumis à ce mode d'alimentation, les maladies sont rares, et le chiffre de la mortalité, peu élevé, contraste avec la proportion effrayante de 75 o/o qu'on observe dans certaines contrées de la France, comme la Normandie et la Bretagne, où les femmes sèvrent de bonne heure leur enfant, à cinq ou six mois, pour aller dans les grandes villes à la recherche d'une place de nourrice grassement rétribuée.

En résumé, que l'allaitement soit maternel, mercenaire ou artificiel, il y aura toujours grand intérêt à le prolonger jusqu'à ce que l'enfant soit pourvu des douze premières dents, à ne pas le supprimer brusquement, de manière à pouvoir le reprendre si le régime du sevrage déterminait des troubles graves du côté de l'appareil digestif. Les mêmes considérations seront applicables à l'allaitement direct au pis de l'animal et au gavage.

Allaitement au pis de l'animal.

Ce genre d'allaitement peut être pratiqué avec l'ânesse et la chèvre.

A l'Hôpital des Enfants assistés de Paris, l'allaitement direct par l'ânesse, appliqué aux enfants syphilitiques, a fait tomber la mortalité de 83 à 15 o/o. Malgré ces résultats remarquables, il a été abandonné, en raison des difficultés pratiques qu'il présente et des frais considérables qu'il entraîne. D'ailleurs, le lait d'ânesse contient de trop faibles proportions de principes alimentaires azotés et hydro-carbonés pour répondre aux besoins de l'enfant âgé de plus de trois à quatre mois.

La chèvre se prête aussi très bien à l'allaitement direct; mais son lait, trop riche, est lourd à l'estomac du nourrisson et n'est bien digéré qu'à partir du quatrième ou du cinquième mois.

A mon avis, l'allaitement direct n'est pas pratique; il peut être remplacé très avantageusement par l'allaitement artificiel bien compris. L'enfant syphilitique ne communiquera pas sa maladie, si la personne chargée de l'élever est prévenue qu'il y aurait quelque danger pour elle soit à l'embrasser sur les lèvres, soit à porter à sa bouche la tetine, la cuiller ou bien le verre qui servent à l'allaitement, et que si elle est atteinte de quelque plaie, aux mains particulièrement, il est nécessaire qu'elle les mette à l'abri de tout contact avec la salive du nourrisson ou avec la sérosité des plaques eczémateuses, impétigineuses ou autres dont il pourrait être affecté.

Mais la teneur trop faible en éléments nutritifs du lait d'ânesse et la trop grande richesse du lait de chèvre ne sont pas les seuls griefs qu'on puisse reprocher à l'allaitement direct au pis de l'animal : la difficulté de trouver ce genre de nourrices au moment voulu, l'impossibilité à peu près générale de les loger pour les habitants des villes, les inconvénients des tétées nocturnes qui obligent à transporter l'enfant à l'écurie plusieurs fois pendant la nuit et l'exposent à l'influence fâcheuse des refroidissements, à moins de transformer sa chambre en étable de Bethléem, constituent une série d'obstacles que la pratique seule permet d'apprécier et qui rendront ce mode d'allaitement tout à fait rare.

Gavage.

Il existe une catégorie d'enfants prématurés, faibles ou atteints de malformations des lèvres et du palais, bec-de-lièvre, gueule-de-loup, qui ne peuvent prendre ni le sein, ni le biberon, ni le verre, ni la cuillère, et qu'on allaite en les soumettant au gavage à l'aide de la sonde, de la seringue ou de la cuillère.

On se sert d'une sonde molle de Nélaton, en caoutchouc rouge, dont le diamètre correspond aux numéros 14 et 16 de la filière Charrière et dont l'extrémité supérieure est munie d'un petit entonnoir. On la mouille avec du lait et on l'introduit dans l'estomac en la faisant pénétrer soit par la bouche, soit par une narine, et on vide dans l'entonnoir la ration de lait stérilisé, à la température de 37 à 38° et coupé d'après les indications de notre Hydro-Lactomètre. Cette opération est répétée toutes les deux ou trois heures.

Le Dr Henriette (de Bruxelles) se sert d'une seringue remplie de lait dont il introduit le bout dans une des narines de l'enfant couché sur les genoux de sa nourrice. Pesant avec beaucoup de lenteur sur le piston, il fait tomber à petites doses, dans la cavité naso-pharyngienne, le lait stérilisé, qui arrive dans l'estomac par une sorte de progression et de déglutition automatiques.

Le professeur Rousseau-Saint-Philippe, le très éminent

médecin d'enfants bordelais, se sert d'une petite cuillère dont il insinue l'extrémité dans une des cavités nasales. L'enfant étant placé dans la position horizontale, le contenu de la cuillère est vidé lentement en une, deux ou trois reprises et aspiré mécaniquement par le naso-pharynx, d'où il descend dans l'œsophage pour arriver dans l'estomac (*fig. 9*). Ce procédé, plus simple, plus facile, moins compliqué que les précédents, a donné d'excellents résultats et mérite d'arrêter l'attention des praticiens. Dans un travail récent, publié par la *Semaine médicale* ([1]), le Dr Flandrin (de Grenoble) présente cette manœuvre comme une nouveauté qui lui serait personnelle, oubliant ou ignorant que l'idée et l'application de ce procédé de gavage appartiennent au Dr Rousseau-Saint-Philippe, ainsi qu'en témoigne une communication à l'Académie de Médecine faite en 1896.

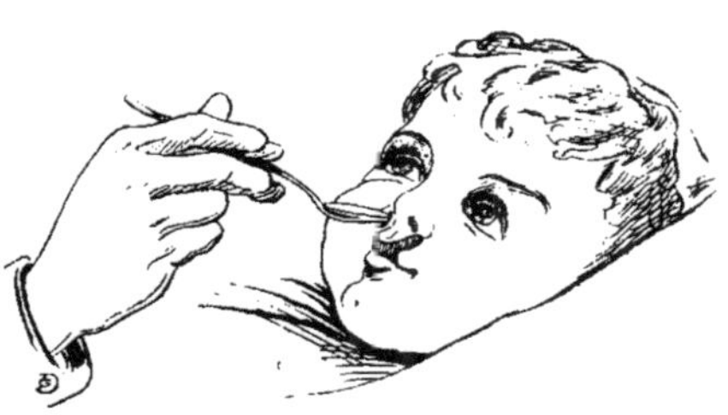

Fig. 9.

.·.

Sevrage.

En parlant des peuples, des sociétés ou des individus dont l'évolution va se trouver aux prises avec des difficultés sérieuses, on a coutume de dire qu'ils sont arrivés à un tournant de leur histoire, afin de bien indiquer que le char populaire, social ou individuel, pour franchir,

([1]) *Semaine médicale*, 9 mai 1900, page 166.

sans accidents, la courbe périlleuse qui relie par un coude trop brusque les deux tronçons de la route à parcourir, exige des conditions exceptionnelles de prudence, d'observation, d'habileté et de sang-froid. Trop de rapidité, l'équipage se renverse et se brise ; insuffisance de vitesse, arrêt total plein de dangers avec les difficultés multiples d'un nouveau départ.

Pour les enfants qui s'approchent de la période du sevrage, on peut dire aussi qu'ils sont arrivés non pas simplement à un tournant, mais plutôt à un précipice dans les profondeurs duquel ils sont menacés de disparaître si les personnes chargées de diriger leur alimentation pendant cette époque critique manquent d'expérience, de dévouement éclairé et d'assiduité dans la surveillance. Un aliment donné mal à propos peut devenir la cause de troubles gastro-intestinaux graves, quelquefois rapidement mortels. Le choléra infantile est surtout une maladie de sevrage, et Dieu sait si les victimes qu'il fait sont innombrables : de quoi former tous les ans un véritable corps d'armée.

Le sevrage n'est donc pas une opération aussi élémentaire qu'on se l'imagine, et les mères prudentes mettront toute leur intelligente sollicitude à s'entourer des meilleures garanties possibles pour la mener à bien.

Le mot sevrage, dans l'esprit de notre vieille langue, signifie séparation, privation de l'allaitement ou de la nourrice pour l'enfant arrivé à une période de développement qui réclame une variété plus grande d'éléments plus substantiels que ceux que renferme le lait. Le sevrage affranchit l'enfant du régime lacté pur et le prépare à une alimentation plus difficile à digérer, mais plus réconfortante et plus en rapport avec ses besoins nouveaux.

Le sevrage n'est pas toujours facultatif : il est des circonstances où il s'impose comme une nécessité absolue.

Quand la nourrice est atteinte d'une maladie contagieuse, on doit ou *bien sevrer le nourrisson*, ou *lui donner une nouvelle nourrice*, ou *le soumettre à l'allaitement artificiel.*

On ne devra sevrer le nourrisson que lorsqu'il est âgé de huit mois au minimum. Avant huit mois, il est nécessaire de lui procurer une autre nourrice qui ait un lait de six à douze mois ; sinon, il sera soumis à l'allaitement artificiel avec le lait de vache stérilisé pur.

Les maladies susceptibles d'empêcher la nourrice d'allaiter sont aiguës ou chroniques.

Maladies aiguës.

Appendicite, angine diphtérique et phlegmoneuse, grippe infectieuse, broncho-pneumonie, pleurésie, néphrite aiguë, phlegmon, phlébite, rhumatisme articulaire aigu, scarlatine, variole, gerçures rebelles, abcès des deux seins. Si les lésions sont unilatérales, l'enfant sera nourri avec l'autre sein : on tirera le lait du côté malade, on le jettera, et on ne fera reprendre ce sein au nourrisson qu'après entière guérison et si la sécrétion n'est pas tarie.

Maladies chroniques.

Anémie grave, dyspepsie, amaigrissement, ulcère de l'estomac ; agalactie, c'est-à-dire disparition du lait sous l'influence de la faiblesse générale ou d'une émotion violente : colère, frayeur ou chagrins domestiques.

Ainsi que nous l'avons déjà dit, l'apparition des règles

chez la nourrice est un motif d'exclusion pour une femme qui n'est pas encore entrée en service, mais ne justifie pas la suppression du sein, excepté cependant les cas, tout à fait rares, où le nourrisson ne reprendrait pas, après quatre ou cinq jours, le poids qu'il aurait perdu durant la période menstruelle.

Il existe aussi des affections d'ordre psychique qui peuvent se placer à côté des maladies contagieuses les plus redoutables et qui impliquent le changement immédiat de la nourrice : nous voulons parler de la perversion morale qui porte quelques nourrices, heureusement très rares, à pratiquer sur leur nourrisson des attouchements aussi immoraux que funestes, et de certains caractères, qui deviennent rapidement intolérables, tellement ils sont irascibles, boudeurs, ombrageux et lunatiques.

La grossesse nécessite également le sevrage, non pas tant parce que le lait devient de mauvaise qualité et nuisible à la santé de l'enfant, mais plutôt parce qu'il s'appauvrit en principes nutritifs et que la mère, impuissante à faire les frais de la lactation et de la nutrition fœtale, finirait par devenir la proie des microbes divers qui paraissent chargés de la liquidation ultime des organismes épuisés. En pareille occurrence, il serait prudent de s'inquiéter de la mère autant que de l'enfant; mais il n'y aurait de danger réel ni pour l'un ni pour l'autre à continuer l'allaitement pendant quelques jours, pour se donner le temps de réfléchir sur le meilleur parti à prendre.

La marche n'est pas un critérium indiquant l'âge précis auquel l'enfant doit être sevré; on en voit, en effet, qui marchent à huit ou neuf mois et qui n'ont que les deux premières incisives : leur appareil digestif, aussi incomplet dans son développement que leur système dentaire, est inapte à bien digérer d'autres aliments que le lait, et le sevrage dans ces conditions produirait les plus fâcheux résultats.

Le sevrage ne sera ni prématuré, ni tardif, ni brutal : le premier prédisposant au rachitisme, le second au lymphatisme et le troisième engendrant toutes les formes de la gastro-entérite. Cependant, à choisir, il est plus prudent de s'arrêter au sevrage tardif qu'au sevrage hâtif.

Dans les pays septentrionaux, les enfants supportent mieux le sevrage précoce, les aliments de la première enfance et le lait de vache en particulier y fermentant moins vite que dans les pays tempérés et les diarrhées estivales n'y sévissant pas avec la même intensité. Plus on se rapproche de la zone tropicale, et plus le sevrage devient tardif : en Afrique, on trouve des régions où les mères nourrissent leur enfant jusqu'à la fin de la cinquième année, et la mortalité ainsi que les maladies infantiles atteignent un chiffre relativement peu élevé dans ces contrées, où il règne pourtant une chaleur excessive pendant la plus grande partie de l'année.

Dans nos pays tempérés, le meilleur moment pour procéder au sevrage de l'enfant commence à la fin de son treizième mois, finit dans le courant du dix-neuvième et correspond à l'intervalle qui sépare la poussée des quatre premières molaires qui est accomplie et celle des quatres grosses molaires qui se fera pendant le vingtième mois. Mais entre le treizième et le dix neuvième mois, il s'écoule une période de temps très longue, et les mères de famille n'auront pas tort de se plaindre qu'elles sont mal renseignées, si on ne leur donne pas des indications plus précises. Or, il est un moyen sûr et pratique qui leur permettra de dissiper l'hésitation légitime qu'elles éprouvent quand vient le moment de prendre une détermination à propos de la date approximative du sevrage. Ce moyen leur sera fourni par l'usage judicieux de la balance. Après le douzième mois, on pèsera l'enfant régulièrement une ou deux fois par semaine : si l'augmentation journalière se rapproche des chiffres moyens, on continue l'allaitement maternel ou artificiel sans aucune modification; si, au contraire, le poids reste stationnaire ou descend au-dessous de la normale pendant dix à quinze jours consécutifs, sans cause connue, imputable à une maladie de la nourrice ou de l'enfant, le lait ne suffit plus, le sevrage s'impose, et l'alimentation doit devenir plus substantielle.

Les grands froids aussi bien que les fortes chaleurs sont défavorables à la pratique du sevrage. Pendant l'hiver, l'enfant, ainsi que la personne chargée de sa garde, sont sujets à contracter des indispositions et même des maladies inflammatoires sous l'influence des refroidissements auxquels exposent les manœuvres nocturnes qu'entraînent les soins multiples du sevrage. En été, les diarrhées cholériformes sont fréquentes et la conservation du lait très difficile; car le sevrage n'implique pas la suppression du lait, qui reste l'aliment principal jusqu'à l'âge où l'appareil digestif de l'enfant, devenu plus robuste, peut digérer la presque totalité des aliments.

Avril, mai, septembre, octobre, novembre, sont des mois dont la température modérée peut atténuer, dans la mesure la plus large, les dangers du sevrage.

Quand les enfants seront atteints d'une affection quelconque, même d'une légère indisposition, l'allaitement sera maintenu jusqu'à complète guérison. A part ce cas, si les conditions d'âge et de saison s'y prêtent, si les besoins d'une alimentation plus substantielle sont manifestes, il n'y a plus d'hésitation possible : il faut sevrer l'enfant.

Préparation au sevrage.

Si l'enfant est nourri au sein, on lui fera prendre une ou deux fois par jour 150 à 200 grammes de lait stérilisé pour remplacer une tétée. S'il est élevé au biberon et habitué par conséquent au lait de vache, on commencera par lui donner une bouillie, le matin à sept ou huit heures de préférence, parce que la digestion se fait moins bien dans l'après-midi. Ce repas tiendra lieu d'une tétée. La bouillie sera faite avec 200 grammes de lait et une très faible quatité de farine de froment ou d'avoine, d'orge, de racahout, de revalescière, d'arrow-root, de sagou ou de salep, la valeur d'une cuillerée à moutarde, soit 2 grammes environ.

On délaie d'abord la farine à froid dans un petit verre d'eau ou de lait jusqu'à ce qu'on obtienne une bouillie épaisse, bien liée et sans grumeaux, qu'on coule ensuite dans du lait qu'on laisse bouillir pendant vingt minutes en ayant soin de remuer le mélange de temps en temps pour éviter le coup de feu et le goût de brûlé. La petite casserole en caillou convient mieux que le fer pour cette préparation.

Pendant la cuisson on sale légèrement et on ajoute un morceau de sucre.

On peut rendre cette bouillie très appétissante et fort agréable en lui incorporant la valeur d'un dé à coudre ou d'une demi-cuillerée à café de poudre de cacao, débarrassée de son beurre à raison de 50 o/o.

On laissera refroidir la bouillie à l'abri de la poussière et on l'administrera tiède. La dose moyenne de farine pour une bonne bouillie est de 15 grammes. On ne doit jamais faire prendre d'emblée une bouillie aussi épaisse ; comme pour le coupage de lait et d'eau, dans les premiers mois de l'allaitement artificiel, on n'atteindra ce chiffre que par des additions de farine progressivement croissantes, de manière à ne pas surprendre les facultés digestives d'un estomac habitué à ne supporter que du lait. On évitera ainsi les dérangements intestinaux, si fréquents et quelquefois si dangereux, occasionnés par le changement de régime. D'ailleurs, à la première alerte, on reviendra au régime du lait, pour reprendre, après huit ou quinze jours, les premières tentatives de sevrage. Il faudra, pour bien conduire l'opération du sevrage, beaucoup de patience et des précautions infinies : on en sera récompensé largement par la satisfaction inestimable d'avoir des enfants robustes, turbulents et peu sujets aux maladies de leur âge. Ce ne sera que vers le quinzième ou le vingtième jour que la bouillie contiendra les 10 à 15 grammes de farine réglementaires. Ce chiffre n'est encore qu'une moyenne, et une mère intelligente saura rester en deçà ou aller au delà, selon la vigueur de son enfant, ses besoins et ses aptitudes digestives.

On peut préparer des bouillies après le sevrage, soit avec du pain grillé, soit avec des biscottes ou des grissini et les mêmes quantités de lait et de sucre.

On ajoute quelquefois à ces bouillies 10 à 15 grammes de farine de malt pour les rendre plus nourrissantes et plus digestibles, le malt transformant la fécule en sucre.

La crème d'orge et de riz sert également à la confection des bouillies du sevrage. Pour leur préparation, voir page 111.

Quand l'enfant est habitué à sa nouvelle nourriture, on peut lui donner les mêmes bouillies ou les mêmes soupes au pain grillé, biscottes ou grissini, préparées tantôt avec du lait, tantôt avec du bouillon de veau ou de volaille. Mais si le nourrisson les refuse, il est inutile d'insister, car le bouillon, qui fait pourtant bien accepter les soupes diverses et joue le rôle d'eupeptique, a l'inconvénient de s'aigrir rapidement et de donner naissance à des fermentations qui distendent l'estomac. La soupe au lait vaut infiniment mieux à tous les points de vue que la soupe au bouillon. Il est possible encore que le nourrisson refuse l'une aussi bien que l'autre. Dans ce cas, il faut patienter et attendre : le sentiment de la faim aura vite raison de sa résistance. Pour peu qu'il goûte au premier repas, il s'y habituera rapidement et acceptera ensuite sans difficulté une seconde et une troisième bouillie dans le courant de la même journée. Mais comme il est prudent de l'habituer insensiblement à son nouveau régime, on ne lui donnera une deuxième bouillie que trois ou quatre jours après la première, et ce ne sera que par une progression lente et régulière qu'on arrivera, dans l'espace de vingt à trente jours, à substituer les bouillies aux tétées, en laissant entre chacune d'elles un intervalle plus long — trois à quatre heures, — les bouillies étant plus nutritives et d'une digestion moins rapide et plus laborieuse que le lait pur. Chez les enfants nourris au sein, on pourra alterner une bouillie avec une tétée, ou bien encore une ration de 200 à 250 grammes de lait stérilisé tiède avec une tétée, et à ceux qui sont allaités artificiellement il ne sera pas mauvais de donner alternativement une bouillie et un biberon.

La nuit, en cas de besoin, on administrera une ou deux fois la même quantité de lait.

On n'emploiera que du lait stérilisé, qu'on fera prendre soit avec le biberon, soit avec le verre ou la tasse, qui seront d'une propreté irréprochable. Les soupes ou les bouillies seront toujours recouvertes soit d'une feuille de papier, soit d'un couvercle en verre ou en métal, pour les mettre à l'abri des poussières pendant le refroidissement.

Reste à trancher la question de la séparation de la mère et de l'enfant. A notre avis, l'éloignement du nourrisson n'est pas indispensable et comporte des inconvénients assez graves. L'enfant ne sera jamais aussi bien surveillé que par sa mère ou sa nourrice, dont les tendresses réussiront mieux que celles d'une étrangère à tarir ses larmes et à calmer ses regrets. Du reste, grâce au sevrage progressif, l'enfant s'est peu à peu déshabitué du sein, et il suffit de barbouiller et de noircir le mamelon avec de l'extrait de chicorée, de la teinture de gentiane, d'aloès ou de quinquina pour l'en dégoûter à jamais.

CHAPITRE III

Repas des enfants.

La nature, la qualité et les proportions des aliments étant soumises à des variations très grandes, suivant l'âge des enfants, nous étudierons les repas dans l'ordre suivant :

1° Repas depuis le sevrage jusqu'à l'âge de trois ans;
2° » trois ans » sept ans;
3° » sept ans » quatorze ans.
4° Repas après quatorze ans.

Pour que les parents puissent diriger avec méthode et précision le régime de leurs enfants, il leur faut un guide sûr. Le meilleur réside dans la connaissance des chiffres qui représentent l'augmentation journalière comme poids, mensuelle et annuelle comme taille, des enfants doués d'une constitution moyenne et vivant dans des conditions normales. Si les pesées hebdomadaires démontrent que les progrès des enfants se rapprochent approximativement des chiffres moyens, le régime qui leur est appliqué convient à leur organisme; dans le cas contraire, un examen médical approfondi s'impose.

Les tableaux suivants, dont les chiffres ont été puisés dans les travaux de Quételet, de Hahner et de Périer, seront consultés régulièrement par les parents soucieux de la santé de leurs enfants. Ils indiquent l'augmentation de poids journalière, de taille mensuelle et et annuelle — jusqu'à l'âge de quinze ans — et la quantité de lait prise par repas et par jour pendant les douze premiers mois.

PÉRIODES	POIDS — AUGMENTATION		TAILLE — AUGMENTATION	
	Annuelle.	Totale.	Annuelle.	Totale.
	kilog.	Kilog.	Mètres.	Mètres.
Naissance . . .	»	3,250	»	0,600
1re année . . .	6,250	9,500	0,980	0,698
2e — . . .	1,840	11,340	0,900	0,788
3e — . . .	1,130	12,470	0,730	0,861
4e — . . .	1,740	14,210	0,650	0,926
5e — . . .	1,540	15,750	0,650	0,991
6e — . . .	1,470	17,220	0,500	1,041
7e — . . .	1,860	19,080	0,500	1,091
8e — . . .	1,860	20,740	0,055	1,116
9e — . . .	1,890	22,630	0,050	1,166
10e — . . .	1,870	24,500	0,052	1,218
11e — . . .	2,580	27,080	0,050	1,268
12e — . . .	2,720	29,800	0,050	1,318
13e — . . .	4,560	34,360	0,052	1,370
14e — . . .	4,290	38,650	0,044	1,414
15e — . . .	4,950	43,600	0,041	1,455

Périer et Quételet.

SEMAINES		POIDS du CORPS à la fin de la semaine.	QUANTITÉ de LAIT par jour absolue.	MOYENNE de l'augmentation de poids journalière.	QUANTITÉ MOYENNE de lait par chaque repas.
		kil.	gr.	gr.	gr.
1er mois.	1re . .	3,039	291	21	50
	2e . .	3,251	497		70
	3e . .	3,394	550		77
	4e . .	3,670	594		94
2e mois.	5e . .	3,961	663	33	113
	6e . .	4.261	740		144
	7e . .	4,581	808		157
	8e . .	4.793	834		162
3e mois.	9e . .	4.968	765	20	153
	10e . .	5,133	818		159
	11e . .	5,243	742		153
	12e . .	5,390	805		171
4e mois.	13e . .	5,510	817	15	168
	14e . .	5,660	850		175
	15e . .	5,790	835		182
	16e . .	5,850	760		156
5e mois.	17e . .	6,020	795	17	150
	18e . .	6,210	885		176
	19e . .	6,360	888		207
	20e . .	6,370	847		198
6e mois.	21e . .	6,640	870	12	196
	22e . .	6,670	870		190
	23e . .	6,690	870		184
	24e . .	6.740	807		154
7e mois.	25e . .	6,960	969	19	169
	26e . .	6.980	994		191
	27e . .	7,000	1.081		199
	28e . .	7,300	1,220		219
8e mois.	29e . .	7,465	1,229	18	215
	30e . .	7,650	1,195		220
	31e . .	7.800	1,097		»
	32e . .	7.830	1.009		»

HAHNER.

MOIS	POIDS moyen.	ACCROISSEMENT en poids.		TAILLE	ACCROISSEMENT de la taille par mois.	QUANTITÉ de lait
		par mois.	par jour.			
	kilos.	gr.	gr.	cent.	cent.	gr.
Naissance.	3,250	»	»	50	»	»
1	4.000	750	25	53	4	600
2	4,750	750	25	56	3	650
3	5.450	700	23	58	2	700
4	6.100	650	22	60	2	750
5	6,700	600	20	62	2	800
6	7.250	550	18	63	1	850
7	7,750	500	17	64	1	900
8	8,200	450	15	65	1	950
9	8,600	400	13	66	1	950
10	8.950	350	12	67	1	1,000
11	9,250	300	10	67,50	0,5	1,000
12	9.500	250	3	68	0,5	1,000

PÉRIER ET QUETELET.

Il est utile aussi que les parents soient fixés sur les quantités de matières albuminoïdes ou azotées, de graisse et d'hydrates de carbone indispensables aux besoins de nutrition des enfants d'après leur âge. Ces quantités sont consignées dans le tableau suivant, dont les chiffres représentent les quantités moyennes établies d'après les recherches de Varnier, Munk, Ulmann, Laure et Michel. Pour la composition des aliments, on se reportera au deuxième volume de notre traité d'alimentation.

Ration des enfants en albuminoïdes, graisses et hydrates de carbone.

AGE	ALBUMINOÏDES	GRAISSES	HYDRATES DE CARBONE
	gr.	gr.	gr.
10e jour	7,25	14	22
1 mois.	13,10	22,80	38
2 —	14	25,20	40,50
3 —	16,15	28,30	44
4 —	17,20	29,50	45,25
5 —	18,15	32,10	50,75
6 —	20,12	34,45	56,80
7 —	23,38	36,60	59,15
8 —	25,40	38,25	62,15
1 à 2 ans.	45,18	41,08	124,04
2 à 4 ans.	48,22	42,14	140,24
2 à 5 ans.	52,46	43,22	150,60
5 à 8 ans.	60,52	47,06	180,45
9 à 12 ans	70,12	50,25	250
13 à 15 ans. . . .	95,45	56,20	400

Repas depuis le sevrage jusqu'à trois ans.

L'enfant âgé de moins de trois ans fera cinq repas par jour, les aliments permis durant cette période de la vie infantile étant digérés dans l'espace maximum de trois heures en raison de leur grande solubilité dans les sucs digestifs.

Le premier repas aura lieu de sept heures à sept heures et demie du matin.

Le deuxième, de dix heures à dix heures et demie.

Le troisième, de une heure à une heure et demie de l'après-midi.

Le quatrième, de quatre heures à quatre heures et demie.

Le cinquième, de sept heures à sept heures et demie.

Premier Repas

De sept heures à sept heures et demie du matin.

On choisira parmi les menus suivants celui qui s'adaptera le mieux au goût de l'enfant et aux ressources alimentaires dont peut disposer la famille, avec la faculté de changer de temps en temps, la variété constituant un moyen de stimulation digestive qui n'est pas à négliger :

— Bouillie avec 150 à 200 grammes de lait et deux cuillerées à café de l'une des farines suivantes : blé, avoine, revalescière, maïs, racahout, salep, sagou, arrow-root. On aromatise ces bouillies avec une pincée de sel de cuisine, un morceau de sucre cassé à la mécanique qui pèse 7 à 8 grammes, ou bien encore avec une demi-cuillerée à café de poudre de cacao. Les farines de blé et d'avoine, la revalescière et le maïs sont les plus nutritives en raison de leur richesse en albumine et en hydrates de carbone; les autres, renfermant presque exclusivement de l'amidon, sont moins nourrissantes et donnent lieu à des fermentations très actives suivies d'une abondante production de gaz. Le racahout, qui est doué d'une saveur très douce, ne sera pas sucré.

On augmentera progressivement la quantité de farine des bouillies pour arriver à une cuillerée à soupe vers la fin de la deuxième année.

Ces diverses farines augmentent d'un tiers la teneur du

lait en albumine et du double sa richesse en hydrates de carbone ([1]).

— 150 à 200 grammes de lait avec une tranche de pain beurré pesant de 30 à 40 grammes et réduite à l'état de bouillie bien liée.

— 150 à 200 grammes de lait ou de bouillon de veau et de poulet avec une cuillerée à café d'abord et plus tard à soupe de bonne semoule.

— Une tranche de pain rassis grillé, réduite en petits fragments trempés dans un grand verre de lait.

— Un jaune d'œuf brouillé dans 200 grammes de lait avec 10 à 15 grammes de mie de pain rôtie.

— Un jaune d'œuf peu cuit délayé dans une tasse de bouillon dégraissé, avec une mince tranche de pain rôti et beurré.

Si l'appétit de l'enfant tend à diminuer, on doit, pendant deux ou trois jours, laisser reposer son estomac en ne donnant au premier déjeuner que du lait pur ou du lait additionné simplement de une à deux cuillerées à soupe de gelée d'orge. Ce repas à la gelée d'orge est également fort bien accepté et bien toléré pendant la période du sevrage.

Cette gelée se prépare avec deux cuillerées à soupe d'orge perlé qu'on fait bouillir dans trois grands verres d'eau qu'on décante quand le volume du mélange est réduit de moitié. Elle est nourrissante, rafraîchissante et laxative.

([1]) La composition et la valeur nutritives des farines sont indiquées dans le deuxième volume de notre ouvrage.

Deuxième Repas

De dix heures à dix heures et demie.

— 150 à 200 grammes de lait avec un ou deux biscuits à la cuiller ou une tartine de beurre.

— Soupe au pain rassis et rôti (40 à 45 grammes) ou bien avec biscotte ou grissini dans bouillon maigre ou gras bien dégraissé.

— Potage gras ou maigre avec pâtes : nouilles, vermicelle ; sagou, semoule ou tapioca.

— Potage au tapioca avec bouillon de veau et de poulet.

— Œuf à la coque avec 25 grammes de mie de pain rôtie réduite en miettes.

— Un œuf au lait aromatisé avec un morceau de sucre et une cuillerée à café de fleur d'oranger.

— Soupe au lait avec 45 grammes de pain rôti dans un grand verre de lait.

— Œuf poché dans 200 grammes de thé de bœuf. Le thé de bœuf se prépare avec 250 grammes de bœuf dans un litre et demi d'eau avec sel, beurre ou graisse et légumes. Il sera toujours soigneusement dégraissé.

L'enfant ne mangera les légumes qui ont servi à préparer le bouillon qu'exceptionnellement et à l'état de purée. Le chou, le poireau, l'ail, l'échalotte, l'oignon, les fèves et les haricots seront exclus de son pot-au-feu. Les légumes permis pour la soupe ou le potage sont : la pomme de terre, la carotte, l'épinard, la blette, les pois, la tétragone et le navet. Ces légumes seront ajoutés au bouillon par *quantités progressivement croissantes*, à mesure que l'appareil digestif de l'enfant deviendra plus robuste. Le sel sera *le seul* condiment permis.

TROISIÈME REPAS

De une heure à une heure et demie

— 150 à 200 grammes de lait avec une tranche de pain ou deux biscuits à la cuiller.

— Pomme de terre bouillie du poids de 100 à 120 gr. environ, écrasée dans un grand verre de lait et relevée par deux prises de sel.

— Une tasse de crème.

— Une tasse de riz au lait.

— Aux enfants faibles, à ceux qui sont atteints de diarrhée chronique, on pourra donner une cuillerée à soupe de maigre de mouton râpé et non haché, la viande hachée étant composée de fragments enchevêtrés de fibres filamenteuses conjonctives qui les rendent impénétrables à l'action faiblement dissolvante du suc digestif des jeunes sujets. Cette viande est délayée dans un potage au bouillon de veau et de poulet tiède mais jamais bouillant ou mélangée avec une purée demi-liquide de pommes de terre.

— 150 grammes de lait et une cuillerée à soupe de racahout ou de revalescière.

QUATRIÈME REPAS

De quatre à quatre heures et demie.

Une tasse de lait avec une tranche de pain.

— 200 grammes de lait avec deux biscuits secs.

— 25 grammes de pain dans 150 grammes de thé de bœuf.

— 200 grammes de lait avec une cuillerée à café de poudre de cacao dégraissé à raison de 50 o/o et un à deux morceaux de sucre cassé à la mécanique.

Pour les repas, on peut alterner le lait avec le bouillon.

Les biscuits secs ne renfermeront jamais des amandes.

Cinquième Repas

De sept heures à sept heures et demie.

Le cinquième repas sera un peu moins substantiel que les autres, pour que le sommeil de la nuit ne soit pas troublé par l'excitation cérébrale qu'une digestion laborieuse ne manque jamais de provoquer. Les terreurs nocturnes des enfants ne reconnaissent généralement d'autre cause que la surcharge du tube digestif. Ce repas sera composé de 200 grammes de lait avec deux à trois cuillerées à café de revalescière, de racahout, d'arrow-root ou un biscuit à la cuiller.

Une tasse de lait peut être administrée pendant la nuit si l'enfant se réveille.

Comme boisson, de l'eau simple; ni vin, ni thé, ni café.

Dans ces divers menus, la viande ne paraît qu'à titre exceptionnel et encore sous forme de pulpe et uniquement quand il est nécessaire de remonter une constitution particulièrement délicate ou de combattre certaines diarrhées rebelles qui résistent rarement à la viande crue. Les Anglais et les Allemands donnent de la viande crue aux enfants dès la deuxième année; mais les résultats qu'ils obtiennent ne sont pas assez démonstratifs pour qu'on soit tenté de suivre leur exemple. Ces enfants, plantureux dès le jeune âge, perdent leur embonpoint en grandissant, et à l'âge adulte leur structure et leur résistance à la fatigue ne dépassent pas celles des enfants de France. Du reste, le régime qui réussit au Nord devient souvent meurtrier dans le Midi.

On remarquera que, dans les aliments mentionnés jusqu'ici, il n'a pas été fait mention des pâtisseries grasses et compliquées, telles que les choux à la crème, les pavés, les babas, les feuilletés, les brioches, les galettes, les macarons, les nougats, les tartes, etc., qui sont très nuisibles aux enfants par leur indigestibilité, les essences et les principes alcooliques qui entrent dans leur composition.

Les aliments que nous permettons sont nutritifs et d'une grande digestibilité, mais leur saveur n'étant pas très prononcée, les enfants les refusent dès que leur appétit est satisfait, et ils sont les meilleurs juges pour fixer les quantités qui conviennent le mieux à leurs besoins et à leurs facultés digestives. L'enfant n'est exposé à prendre une nourriture trop abondante que lorsque le sentiment de la gourmandise s'est développé chez lui et quand son appétit est excité par les artifices d'une nourriture trop variée et trop raffinée. Les excès de nourriture et de boissons ne deviennent un danger sérieux qu'après le premier âge; mais on peut dire que ce danger augmente avec les années et qu'il reste toujours un des plus grands parmi ceux qui menacent la santé de l'être humain dans l'adolescence, l'âge adulte et surtout dans la vieillesse.

Dans l'intervalle des repas, il est interdit de donner aux enfants aucune espèce d'aliments, pas même du lait qui, lui aussi, quoique à un plus faible degré, demande un effort à l'activité de l'estomac pour être digéré. Les aliments absorbés depuis une demi-heure ou une heure ont déjà subi une partie de leurs métamorphoses ; si, à ce moment, il en arrive d'autres dans l'estomac, on impose à cet organe un nouveau travail avant qu'il ait terminé celui qui est déjà à moitié accompli, et il en résulte des désordres qui ne tardent pas à engendrer la maladie. Lorsque ces fautes se répètent trop souvent, l'appareil digestif recommence sans cesse sa tâche chimico-biologique, mais il ne l'achève jamais complètement, et il donne une idée approximative de la production d'un ouvrier auquel on demanderait de refaire toujours la même besogne sans jamais la finir.

Cette interdiction absolue ne frappe pas les liquides qui sont assimilés directement sans avoir été soumis à une digestion préalable, tels que les infusions diverses, les limonades, l'eau sucrée, et même le bouillon, qui est un apéritif et un digestif plutôt qu'un aliment. Ces boissons peuvent être données en petites quantités entre les repas pour calmer la soif, mais cependant à titre exceptionnel et pendant les chaleurs, pour éviter la dilatation de l'estomac.

Repas de trois à sept ans.

La viande fait partie du régime des enfants de cet âge et les aliments ne sont plus donnés sous forme de bouillies demi-liquides. Il est de toute nécessité d'habituer l'enfant à compléter la division des aliments par une mastication régulière, lente et méthodique. Si cette éducation n'est pas facile, elle est du moins indispensable, car les morceaux de viande avalés sans être bien mastiqués ne sont pas attaqués dans leur partie centrale par le suc digestif, se putréfient dans l'estomac et devien nent le point de départ de maladies infectieuses redoutables.

A trois ans, on peut commencer à réduire à quatre le nombre des repas.

Premier Repas

De sept heures à sept heures et demie.

Au choix, l'un des menus suivants :

Chocolat au lait avec un quart ou la moitié d'une bille, 200 grammes de lait et 50 à 80 grammes de pain rôti.

— 200 grammes de lait avec une cuillerée à soupe de café et 50 à 80 grammes de pain rôti beurré.

— Bouillie avec une cuillerée et demie à soupe de l'une des farines désignées plus haut et 200 à 250 grammes de lait.

Deuxième Repas

Onze heures ou midi.

Ce repas, toujours le plus copieux, sera composé d'un potage maigre ou gras dégraissé, avec pain ou tapioca ou pâtes, semoule ou sagou. Les légumes défendus pour les soupes des enfants de un à deux ans restent toujours interdits.

Le potage sera suivi d'un plat choisi dans la nomenclature qui suit :

30 à 40 grammes de bœuf, de mouton cuit et bien divisé ;

50 à 60 grammes de poisson maigre, frais, bouilli de préférence. relevé par quelques grains de sel de cuisine

ou quelques gouttes de jus de citron et debarrassé avec un soin extrême de ses plus petites arêtes;

Même quantité de cervelles de veau, de porc ou de mouton; de ris de veau ou d'agneau; de poulet et de pigeon jeunes bouillis.

Le poisson, les cervelles et les ris, par la finesse et la grande divisibilité de leurs fibres, sont très facilement accessibles à l'action du suc digestif et conviennent particulièrement à l'estomac des enfants. La tête d'agneau bouillie et légèrement salée sera également bien acceptée. La tête et les pieds de veau et de mouton sont trop gélatineux pour les enfants de cet âge. Le foie et les rognons de bœuf, de mouton et des oiseaux de basse-cour sont aussi mal supportés : l'un étant indigeste par sa trop grande richesse en matière grasse, et les autres par leur trame fibreuse très dense et presque insoluble dans les sucs peptonisants des appareils digestifs incomplètement développés.

La viande de bœuf et de mouton débarrassée de sa charpente filamenteuse et donnée sous forme de pulpe est aussi digestive que les viandes les plus légères. La pulpation nécessitant des soins tout particuliers et des loisirs que tous n'ont pas, on pourra donner la viande de bœuf en nature, aux enfants âgés de plus de trois ans et qui auront déjà pris l'habitude de mastiquer la viande de poisson, les cervelles et les ris. Néanmoins, on la leur servira sous la forme de tout petits fragments divisés eux-mêmes par plusieurs coupes au couteau.

La viande de poulet, qui convient aussi à l'estomac des enfants, sera divisée finement et surtout débarrassée *de la peau, qui est très indigeste.*

Pour le dessert : un biscuit à la cuiller ou une cuillerée à soupe de riz au lait.

Troisième Repas

Quatre heures.

Une tranche de pain beurré et une tasse de lait.

200 grammes de lait avec deux biscuits secs.

— 50 grammes de pain avec un quart ou la moitié d'une bille de chocolat.

— Une tasse de riz au lait.

— Une tasse de chocolat léger au lait avec une tranche de pain rôti.

— Une bouillie avec farine de froment ou d'avoine et poudre de cacao.

Quatrième Repas

Sept heures.

Potage au tapioca, aux pâtes ou au pain.

— Soupe grasse ou soupe maigre; mais de préférence soupe au lait, avec 30 à 40 grammes de pain rôti.

Après la soupe ou le potage et au choix, donner :
Soit un œuf à la coque, soit deux ou trois biscuits secs, ou bien une tasse de purée de pommes de terre, de pois ou de lentilles.

La viande sera supprimée au repas du soir.

A partir de la quatrième année seulement, l'enfant est admis à la table du père et de la mère, à la condition que les menus soient simples, composés d'un potage ou d'une soupe, d'un plat de viande et d'un plat de légumes, sans condiments âcres ou irritants; sans desserts de haut goût, ni café, ni liqueurs alcooliques.

A mesure que l'enfant grandit, on augmente progressivement la quantité de pain, de viande et de légumes. Au repas de midi, on ajoute au potage et au plat de viande une ration de légumes réduits en purée ou des fruits cuits, pommes, poires, ou prunes entières, en marmelade, en compote ou en confiture. Nous ne permettons que les confitures avec du sucre et des fruits, préparées par la maîtresse de la maison ou sous sa direction.

Il existe une catégorie d'aliments très nuisibles aux jeunes estomacs et qui peuvent déterminer des troubles gastro-intestinaux et des réactions nerveuses de nature convulsive ou épileptiforme particulièrement graves; ce sont : les soupes à l'ail, à l'échalote, aux choux, aux fèves et aux haricots secs; la viande de porc (une exception est faite en faveur du jambon frais d'York), toutes les charcuteries, les confits d'oie, de canard, le bœuf bouilli, les œufs durs, le lièvre sauvage, les petits oiseaux à cause de leurs petits os que l'enfant, mastiquant mal, avale presque entiers; les poissons gras, tels que : le saumon, le maquereau, le hareng frais, la sardine, le hareng salé et surtout l'anguille; les poissons salés et séchés comme la morue, le hareng et le stockfisch qui est dur, coriace et de difficile digestion; tous les poissons de conserve : thon, saumon; les crustacés : homard, écrevisses, crevettes, crabes; les mollusques : moules, huîtres, escargots; les sauces au vin : civets, salmis, rognons au vin blanc; tous les légumes crus : radis, fèves, carottes, salades; les pommes de terre frites; les champignons de couche ou des bois, secs ou de conserve; les truffes qu'on devrait utiliser uniquement pour communiquer leur parfum et leur saveur aux aliments, mais qu'il faudrait rejeter ensuite comme des résidus nuisibles et inutiles; les fruits secs : noisettes, noix, coco, raisins secs (une exception est faite pour les figues sèches à la condition qu'on n'en donne pas plus de quatre à six); tous les fromages, sauf le fromage frais à la crème; tous les fruits crus à pulpe cassante : poires, pommes, coings; tous les condiments âcres et irritants; les seuls permis sont : le sel, le sucre, le vinaigre bouilli à faible dose, le citron, la cannelle et la vanille.

L'huile de foie de morue est un médicament trop lourd pour être supporté par l'estomac des enfants au-dessous de quatre ans et on a toujours tort de l'administrer sans l'autorisation du médecin.

Boissons.

Jusqu'à quatre ans, on ne donnera ni vin, ni thé, ni café; les seules boissons permises sont : l'eau simple, l'eau stérilisée, le lait; les tisanes d'orge, de riz, de houblon; les infusions de tilleul ou de fleurs d'oranger.

Le vin ne sera permis qu'après la quatrième année, sous forme d'eau rougie d'abord, dans les proportions d'une cuillerée à soupe avec trois quarts de verre d'eau; progressivement, on en augmentera la quantité, pour donner l'eau et le vin mélangés par parties égales vers l'âge de douze ans. Cette boisson tonique et rafraîchissante suffira jusqu'à l'âge adulte.

La quantité permise sera approximativement par jour :

De 4 à 6 ans. .	1/2 verre, soit	100 gr^{mes}.	Avec eau,	200 gr^{mes}.
De 8 à 10 ans. .	3/4 —	150	—	200
De 10 à 12 ans. .	1 —	200	—	200
De 12 à 14 ans. .	1 v. 1/2	300	—	200
De 14 à 16 ans. .	2 verres,	400	—	100
De 16 à 18 ans. .	2 v. 1/2,	500	—	100

Si on donne du thé ou du café aux enfants ayant dépassé quatre ans, il sera nécessaire de diminuer leurs propriétés excitantes et stimulantes en les étendant dans trois fois leur volume d'eau.

L'eau-de-vie, le rhum, le kirsch, toutes les liqueurs alcooliques, les fruits confits à l'eau-de-vie : cerises, prunes, abricots, etc., sont des poisons mortels pour les petits enfants.

Le beurre, surtout s'il a été bouilli, ainsi que le fromage frais dit fromage à la crème, seront permis. Les fromages fermentés ne conviennent pas aux jeunes enfants, à cause des bactéries, des champignons et des toxines qu'ils contiennent et des fermentations intestinales qu'ils déterminent.

Les desserts les plus simplement composés sont les meilleurs. Nous recommandons tout spécialement les laitages : œufs au lait, crèmes et flancs; les biscuits secs dits biscuits à la cuiller, les biscuits de Reims, les biscotins, les croquettes, les échaudés, les gaufrettes, les oublies, les soufflés; les fruits cuits entiers, en compote ou en marmelade. Nous proscrivons les biscuits aux amandes, cuits dans la graisse ou le beurre; les biscuits trop gras et trop compacts : les macarons, les nougats, les beignets, les galettes, les pâtés, les plums-poudings, les brioches, les feuilletés, les tartes aux fruits, les pavés, les éclairs, les babas, les feuilles de palmier, les sandwiches.

Repas de sept à quatorze ans.

Pendant la période comprise entre sept et quatorze ans, l'appareil digestif suivant dans son évolution une marche parallèle à celle du système dentaire, se fortifie et se perfectionne, et vers la fin de la quinzième année il est presque aussi complet que celui de l'adulte. Il n'en diffère que par son impressionnabilité plus vive et les réactions plus violentes dont il peut encore devenir le point de départ avec retentissement sur les centres nerveux. Aussi doit-on faire un choix judicieux parmi les aliments qui entreront dans le régime des enfants de cet âge; car, si leurs besoins organiques deviennent plus impérieux, si leur activité digestive est plus grande que chez l'adulte, si enfin la quantité de nourriture doit être plus abondante, il est nécessaire que la digestibilité de cette nourriture soit aussi plus grande pour que son assimilabilité soit plus facile.

L'abondance des aliments est si bien justifiée que l'accroissement annuel, qui est de 2 kilos approximativement à huit et neuf ans, atteint 4 kil. 500 à treize, quatorze et quinze ans, augmentant ainsi de plus du double. A cet âge, la digestibilité des aliments s'impose d'autant plus que l'excitabilité du système nerveux des enfants est notablement accrue par la fréquentation de l'école. Le surmenage alimentaire et le surmenage intellectuel constituent deux écueils redoutables à cette période de la vie, et l'attention des parents ne saurait être trop tenue en éveil sur les graves conséquences qui peuvent en résulter. Il faudra donc, d'une part, que les parents et les chefs d'institution s'appliquent à faire un choix raisonné des substances alimentaires destinées aux enfants; d'autre part, il sera utile que ces enfants sachent bien qu'ils ne doivent pas engloutir les aliments à peine divisés et que le temps nécessaire à une complète mastication varie de :

10 à 15 minutes pour le premier déjeuner.
25 à 30 minutes pour le déjeuner de midi.
10 à 15 minutes pour le goûter.
25 à 30 minutes pour le dîner de sept heures.

Premier Repas

Sept à huit heures.

Au choix : 300 grammes de lait avec pain rôti à discrétion.

— 250 grammes de lait et 50 grammes de café avec pain à discrétion.

— 300 grammes de chocolat au lait avec pain rôti.

— 100 grammes de pain avec une demi-bille de chocolat, du beurre, de la confiture ou du fromage.

Pour terminer ce repas un demi-verre d'eau si l'enfant a soif.

Deuxième Repas

Onze heures ou midi.

On peut autoriser toutes les soupes et tous les potages. Les soupes à l'ail sont tolérées de loin en loin, mais elles ne méritent pas d'être recommandées.

La ration journalière de viande sera de 80 à 100 grammes à sept ans ; on l'augmentera peu à peu, et on arrivera par degrés à 250 et 300 grammes vers la quinzième année.

Les légumes et le pain seront donnés à discrétion. Comme premier plat, on aura le choix entre la viande de bœuf, de mouton, de veau, d'oiseaux de basse-cour ou vivant à l'état sauvage : filet de bœuf, aloyau, entrecôtes, langue, cervelles, ris, tête, pieds, ventre, cœur ; poule, coq, poulet, perdreau, pintade, pigeon ; on pourra alterner avec poisson, crustacés et mollusques. On permettra quelquefois, mais avec modération, l'usage de la viande de charcuterie, d'oie et de canard.

Il est prudent d'habituer les enfants à rejeter la peau de la volaille, qui est très indigeste, comme nous l'avons déjà indiqué.

Les entremets comprendront deux tranches de jambon d'York ou de saucisson, une omelette à l'oseille, aux pointes d'asperges, aux pommes ou soufflée.

Parmi les légumes à recommander, nous donnons la préférence : aux pommes de terre en purée, en ragoût, en croquettes, ou entières, bouillies ou cuites au four et relevées par quelques pincées de sel et par du beurre ; — frites, elles sont trop indigestes pour être conseillées (1) ; — aux purées de pois, de haricots et *surtout de lentilles ;* aux carottes, aubergines, salsifis, céleri, épinards, artichauts cuits, asperges, choux-fleurs, choux brocolis, haricots verts blanchis ou en salade, riz à l'eau, au lait ou gras.

Au dessert, nous permettons tous les laitages : crème, caillé, œufs au lait, réduits, flancs, échaudés, gaufres, oublies, soufflés, biscuits secs ; les fruits bien mûrs à consistance molle : poires, prunes, figues, nèfles, fraises, framboises, groseilles, pommes, raisins, et plus spécialement les fruits cuits ; nous tolérons les fruits secs : amandes, noisettes et raisins en petite quantité.

Comme boissons : vin additionné d'eau ; rarement du thé et du café ; très exceptionnellement, liqueurs à base d'eau-de-vie de vin (1er type, voir 2e vol.) et fruits confits dans la même eau-de-vie.

Goûter

Quatre heures

100 à 150 grammes de pain rassis avec fromage, beurre, demi-bille de chocolat, confiture ou fruits.

(1) Voir deuxième volume.

— 200 grammes de lait avec deux biscuits secs, du pain rassis.

— Bouillie avec 200 grammes de lait, une cuillerée à soupe de farine d'avoine ou de froment, une cuillerée à café de poudre de cacao, une pincée de sel et deux morceaux de sucre.

Diner

Sept heures.

Soupe grasse ou soupe maigre.

Potage maigre, aux herbes, au gras, au tapioca ou aux pâtes.

Un plat de viande de bœuf, ou de veau, ou de mouton, ou de volaille; de poisson; d'œufs; de légumes et de dessert choisis parmi ceux énumérés à propos du déjeuner de midi.

Le repas du soir sera un peu moins copieux que celui du matin.

Il n'y a aucun inconvénient à faire coucher les enfants immédiatement après le repas.

Certains aliments sont trop indigestes pour que les enfants de sept à quatorze ans puissent en faire impunément un fréquent usage. Ce sont : les champignons, les pommes de terre frites, l'oie et le canard frais ou confits, la charcuterie : boudin, saucisse, cervelas, pâtés de foie gras; pâtés, couennes frites ou bouillies, ventrèche de porc; gibier en conserve; anguilles; fromage de Roquefort, de Parmesan, de Gruyère et de Hollande; les salades et les légumes verts crus et les pâtisseries lourdes.

Tous les condiments sont permis, sauf le piment, le gingembre, le poivre, l'échalote et la moutarde.

Repas après quinze ans.

Les menus des adolescents seront approximativement les mêmes que ceux de sept à quatorze ans, sauf pour les quantités, qu'on augmentera selon l'appétit des enfants. Les aliments interdits ou déconseillés, ainsi que les condiments, pourront être permis, mais avec mesure et à la condition qu'ils ne produisent ni troubles nerveux, ni désordres gastro-intestinaux. Dans ce dernier cas, on reprendrait le régime alimentaire des enfants de sept à quatorze ans, régime suffisamment varié et assez nutritif pour convenir à tous les âges et à tous les tempéraments. On pourra lui reprocher peut-être de priver le palais des friands et l'estomac des petits mangeurs de la gamme des sensations savoureuses et stimulantes que l'usage des divers condiments permet de varier à l'infini; mais cette critique n'est pas sérieuse, car les *bons condiments* sont permis dans la seconde enfance, et on regrette rarement d'avoir su se passer de ceux qui sont très âcres et très irritants.

A partir de quinze ans, on pourra autoriser l'usage du café et, à titre exceptionnel, un petit verre des liqueurs de faible degré indiquées dans le second volume de ce traité.

CHAPITRE IV

Hygiène de la nourrice.

La femme nourrice (aussi bien que la femme enceinte) se trouvant dans des conditions tout à fait spéciales, son hygiène, qui n'est plus celle de la femme en général, est soumise à certaines règles particulières dont la connaissance est indispensable à tous ceux qu'intéresse la question infantile. Ces règles concernent surtout les aliments, les boissons, l'exercice et les médicaments.

Aliments.

Parmi les aliments usuels, tous ne conviennent pas à la nourrice. Les plus nuisibles sont : le chou, l'ail, les cornichons, le piment, la moutarde, les câpres, l'échalote, le poireau, le poivre, le clou de girofle, les champignons divers, le cresson qui produit chez le nourrisson des poussées d'urticaire très pénibles ; toutes les charcuteries fortement épicées ; les moules, les crevettes, le charon, les clovisses ; les poissons salés : sardines, harengs, anchois ; les fromages dont les ferments possèdent une activité exagérée, tels que le Roquefort et le Parmesan ; les pâtisseries lourdes préparées avec des liqueurs alcooliques ou des essences.

Lorsque l'enfant, malgré les belles apparences de la nourrice, fait peu de progrès; quand, surtout, il est atteint de désordres gastro-intestinaux avec des éruptions érythémateuses sur les fesses et le périnée, il faut redoubler de précautions dans le choix des aliments et rechercher, parmi ceux dont la nourrice fait usage couramment, s'il n'en existe pas quelques-uns de douteux, susceptibles de provoquer les troubles morbides observés. Cette constatation est facile lorsque l'enfant a présenté les mêmes dérangements à plusieurs jours de distance et quand la nourrice, dans ces mêmes circonstances, a mangé d'un aliment qu'elle n'a pas l'habitude de consommer en temps ordinaire.

Les aliments les meilleurs pour la nourrice sont : la soupe aux légumes : joutes, épinards, tétragone, pommes de terre, carottes, navets, lentilles; fécules de fèves, de haricots et de pois; citrouille; riz; soupes grasses, potages gras; les viandes de bœuf, de mouton, de veau, de volaille, de poissons maigres; les abats : cervelles de veau, de mouton et de porc; la tête de veau, de mouton et d'agneau; tous les légumes verts ou secs, sauf ceux mentionnés plus haut, et même la salade; les fromages frais ou peu fermentés; le beurre, surtout s'il est cuit.

La nourrice fera quatre repas : 1° le repas du matin, à sept où huit heures, sera composé de lait au café ou au chocolat avec une tranche de pain beurré; 2° celui de onze heures ou de midi, dans lequel entreront les aliments permis que nous avons mentionnés; 3° celui de quatre heures ou collation avec pain beurré, café au lait ou une bille de chocolat; 4° celui du soir, vers sept heures, un peu moins copieux que le déjeuner de midi.

Les rations seront variées et pas trop copieuses, car l'engraissement diminue la qualité et la quantité du lait.

La nourrice qui arrive de la campagne sera nourrie autant que possible avec les aliments auxquels elle est habituée, et ce ne sera que progressivement qu'on la préparera au régime confortable des villes.

Boissons.

Comme boisson, on permettra un frontignan de vin par jour coupé d'eau par moitié, de la bière pauvre en alcool et de provenance sûre; de la tisane de blé, d'orge, d'avoine et de chiendent. Trois à quatre litres de liquide par jour sont nécessaires. Le vin pur, les liqueurs et l'alcool sont sévèrement interdits. Se méfier des ruses des femmes habituées à l'usage de l'alcool : leur imagination est d'une fécondité inépuisable pour trouver les moyens de satisfaire leur fatale passion.

Sommeil; exercice.

Les nourrices se coucheront de bonne heure pour se lever tôt, et prendront l'air le plus souvent possible. Elles pourront s'occuper à des travaux légers; mais elles devront éviter avec soin le surmenage, qui donne au lait des propriétés excitantes très nuisibles.

Soins à donner aux seins.

Les seins, qui doivent être l'objet de soins minutieux de propreté, seront lavés à l'eau boriquée après chaque tétée.

Pour arrêter les gerçures quand elles sont à leur début ou les guérir quand elles sont formées, nous employons le traitement suivant, qui durcit le mamelon, engourdit sa sensibilité, rend la succion supportable et cicatrise les plaies. Il consiste à laver le bout des seins avec de l'eau boriquée après chaque tétée, à l'enduire d'une couche de la pommade formulée plus bas, et enfin à le recouvrir d'un carré de toile protective pour empêcher les adhérences avec le linge et l'irritation des crevasses.

FORMULE

Chlorhydrate de cocaïne.	0 gr. 20 cent.
Extrait de ratanhia.	2 grammes.
Acide borique.	2 —
Vaseline	30 —

On lavera soigneusement le mamelon avant chaque tétée pour le débarrasser de la pommade.

En hiver, les seins seront protégés contre le froid pendant la tétée par un morceau de flanelle, d'ouate ou de lainage des Pyrénées, le refroidissement donnant lieu quelquefois à des douleurs insupportables et même à des abcès. L'enfant peut tirer le lait des deux seins à chacun de ses repas sans qu'il en résulte une différence notable dans son développement et dans la production du lait. Mais dans ces conditions, comme nous l'avons déjà indiqué, le lait ne possède pas le même degré de digestibilité.

On peut augmenter la quantité de lait, quand elle est insuffisante, et la maintenir, quand elle baisse, par le massage, l'électricité, la bière de malt, la tisane de galéga, de cumin, d'anis et de fenouil. Une nourrice est médiocre quand on est obligé d'avoir recours trop fréquemment à tous ces artifices, qui ne sont véritablement utiles que lorsque la diminution du lait tient à une émotion, à une indisposition légère ou à toute autre influence passagère.

Le bain est indispensable à la nourrice au moins une fois par semaine : bain simple, alcalin ou sulfureux.

Les purgations violentes sont nuisibles.

Certains médicaments, tels que l'iodure de potassium, le bromure de potassium, le salicylate de soude, le mercure, le plomb, le zinc, l'opium et la quinine s'éliminent par le lait et agissent très manifestement sur le nourrisson ; le plomb et l'opium lui sont particulièrement nuisibles. L'opium et ses dérivés ne seront pas administrés aux nourrices, sauf dans certains cas de nécessité absolue, qui obligeront à suspendre l'allaitement pendant les douze premières heures consécutives à l'ingestion du médicament. Le salicylate de soude augmente la sécrétion lactée ; l'iodure de potassium ne fait que la diminuer, tandis que la belladone et l'antipyrine peuvent la tarir.

CHAPITRE V

Hygiène des enfants.

Immédiatement après sa naissance, l'enfant est enveloppé dans du linge chaud et tenu soigneusement à l'abri de l'air jusqu'à ce qu'on puisse s'occuper de lui. On doit savoir, en effet, que la température du liquide amniotique, dans lequel il baignait, est de 38° ; que sa température propre tombe brusquement, après sa naissance, à 35° et même à 34° ; que sa fonction respiratoire, source de chaleur et de vie, est à peine ébauchée ; qu'il est sujet à perdre beaucoup de calorique, et qu'à 32° sa mort est presque certaine. On évitera donc toutes les causes de refroidissement, surtout en hiver, et particulièrement dans nos pays tempérés, où le système de chauffage est tellement défectueux qu'on arrive difficilement à obtenir 10° de chaleur, alors qu'il faut, en moyenne, de 15 à 16°.

Les premiers soins que recevra l'enfant seront des soins de propreté. Il sera immergé dans un bain d'eau chaude à 35 ou 36°, savonné et débarrassé de la matière grasse dont il est recouvert. On l'enveloppera ensuite dans du linge chaud et, après avoir été bien essuyé et bien séché, il sera enduit d'une mince couche de vaseline boriquée, qui atténuera sa déperdition de chaleur et protégera sa peau, extrêmement délicate, contre les frottements de son linge de corps. La vaseline sera supprimée vers le troisième jour et remplacée par une couche abondante d'une poudre antiseptique composée d'après la formule suivante :

Sous-nitrate de bismuth.	6 grammes.
Talc.	50 —
Essence de géranium	V gouttes.

Avec ce mélange pulvérulent, très onctueux et très doux, on saupoudrera toutes les parties du corps, et plus particulièrement les fesses, le périnée, les cuisses et les parties génitales, qui sont si sujettes aux érythèmes et aux excoriations, conséquences inévitables de leur imbibition presque constante par l'urine et les déjections alvines.

Bains.

Pendant les premiers mois, l'eau tiède ou chaude est nécessaire pour la toilette et pour les bains. Le bain complet n'est pas indispensable chaque jour; mais il l'est deux ou trois fois par semaine, tant pour la propreté de l'enfant que pour lui en donner l'habitude, afin qu'il l'accepte sans difficultés le jour où il s'impose par le fait d'une maladie s'accompagnant de phénomènes hyperthermiques graves que la balnéation tempérée ou froide seule est susceptible de faire disparaître. Ce qui est, au contraire, de toute nécessité, c'est le lavage fréquent, répété quatre ou cinq fois par jour, du visage, des mains, des parties inférieures du corps, suivi chaque fois du changement du linge mouillé et d'une application de poudre antiseptique. Si les enfants sont robustes, on peut, à partir du sixième mois, surtout en été, faire usage de l'eau froide, non pas pour les lavages, qui sont mieux faits avec l'eau tiède, mais pour de simples immersions qui durent juste le temps qu'il faut pour plonger l'enfant dans le liquide et l'en retirer. Cette méthode est excellente pour fortifier et endurcir les jeunes organismes et devrait être appliquée à tous les enfants, chétifs ou vigoureux, à partir de la deuxième année.

Bains médicamenteux. — Les bains médicamenteux, dont la durée moyenne est de 10 à 15 minutes, seront toujours administrés à la température de 36 à 37°, sauf dans les fièvres hyperthermiques qui nécessitent, suivant la gravité des cas, une température oscillant entre 15 et 30°.

Comme doses extrêmes, d'après l'âge des enfants, on emploie : 100 à 200 grammes de gélatine pour les bains *émollients;* 100 à 250 grammes de feuilles de noyer pour les *bains toniques et astringents :*

200 à 500 grammes d'amidon avec 50 à 100 grammes de carbonate de soude pour les bains *alcalins ;*

10 à 25 grammes de fleurs de tilleul, sans bractées, bouillies pendant un quart d'heure dans un demi litre d'eau qu'on verse dans le bain, pour les bains *sédatifs.*

Monosulfure de sodium cristallisé. .	10 à 20	grammes.
Carbonate de soude.	50 à 100	—
Chlorure de sodium.	200 à 500	—

ou :

Monosulfure de potassium.	10 à 30	grammes.
Carbonate de soude.	10 à 30	—
Chlorure de sodium.	10 à 30	—

pour les bains sulfureux.

Linge de corps. Vêtements.

La chemise et la brassière seront en toile ou en coton. La flanelle est indispensable aux enfants délicats, issus de parents rhumatisants ou tuberculeux. Vers l'âge de cinq à six ans, il sera prudent de donner la flanelle comme linge de corps à tous les enfants indistinctement, car ils sont tous plus ou moins turbulents et se livrent déjà à des courses et à des exercices assez violents pour provoquer d'abondantes transpirations pouvant devenir dangereuses par les refroidissements dont elles s'accompagnent dans beaucoup de circonstances. La flanelle est précieuse pour atténuer, sinon empêcher, ces chutes trop brusques de température. Étant mauvaise conductrice de la chaleur, elle en diminue la perte par rayonnement, tandis que ses propriétés hygrométriques lui permettent d'absorber une grande quantité de sueur et l'empêchent de sécher trop rapidement. Or, comme l'évaporation de la sueur, ainsi que celle de tous les liquides, s'accompagne nécessairement d'une chute de température, cet abaissement, grâce aux qualités de la laine, est lent, progressif, et par suite, moins dangereux.

Le coton possède les mêmes propriétés, quoique à un plus faible degré, et doit être préféré à la toile, qui est peu hygrométrique, protège mal contre la déperdition de la chaleur, produit une sensation de froid désagréable et sèche trop vite.

La flanelle joint à ses autres qualités l'avantage d'être souple, légère même sous un grand volume, et d'emprisonner dans la trame de ses mailles une couche d'air qui conserve, même en hiver, une température peu variable. Cette légèreté permet de confectionner avec ce tissu des vêtements très épais, très chauds et très pratiques. Il est à noter que deux flanelles superposées produisent le maximum de chaleur, grâce à la couche d'air qui les sépare et que modifient très peu les variations atmosphériques.

La couleur de la flanelle n'a qu'une importance tout à fait accessoire, et la rouge, pas plus que la bleue, ne met à l'abri du rhumatisme ni des affections pulmonaires. Je préfère la flanelle blanche aux flanelles de couleur, parce que les teintures dont on se sert pour colorer celles-ci peuvent contenir des principes nuisibles dont l'absorption détermine des intoxications quelquefois très sérieuses.

La flanelle est aussi extrêmement utile aux adultes qui se livrent aux exercices sportifs. Dans tous les cas, elle sera changée fréquemment, car elle s'imprègne vite des produits excrémentitiels des glandes sudoripares et devient irritante pour le tégument cutané. Elle peut déterminer, chez certains sujets dont la peau est très sensible, des éruptions désignées sous le nom d'eczéma flanellaire, qui nécessitent sa suppression ou obligent à la doubler de toile dans les parties correspondant aux régions irritées.

Il est utile de savoir que tous les vêtements en général, mais la flanelle en particulier, ayant servi à des tiers, étrangers ou parents malades, ne seront jamais portés avant d'avoir été soumis à la désinfection.

Maillot.

Le maillot ne sera pas une cuirasse rigide entourant le corps de l'enfant comme d'un moule inextensible et irréductible. Il faut que les mouvements du nourrisson jouissent d'une certaine aisance ; il est surtout indispensable que le thorax puisse exécuter facilement son jeu régulier d'ampliation et de retrait et que les bras et les mains restent libres.

Chaussettes.

Quand l'enfant aura grandi et qu'il marchera, ses jambes seront protégées par des bas de laine remontant jusqu'aux cuisses, attachés au corsage par une simple lie ou cordon ou par des jarretelles. Les chaussettes ne seront tolérées que pendant les mois chauds de l'été, en juin, juillet, août et septembre, et seront supprimées durant cette période si la température vient à se refroidir sensiblement à la suite de pluies prolongées. Je ne connais pas de mode plus déplorable et plus antihygiénique que celle qui consiste à exposer à toutes les variations atmosphériques les jambes des enfants, dont le système nerveux est si impressionnable et les réactions tellement violentes qu'un simple frisson peut se traduire par de véritables convulsions. On ne peut concevoir de spectacle plus attristant que celui du bourgeois *(fig. 10)* qui se promène sur nos places publiques quand soufflent les brises glacées du Nord, vêtu d'une épaisse et chaude fourrure et conduisant par la main son enfant aux jambes fluettes, nues, marbrées de taches vineuses et ratatinées par le froid. Est-elle intéressante aussi cette dame du monde qui conduit sa fillette, violacée et rabougrie, comme le précédent avorton, et qui porte, douillettement caché sous son manteau, le toutou qui risquerait, en marchant, de contracter quelque rhume de cerveau dangereux *(fig. 11)*! Demain peut-être cette enfant délicate râlera étranglée par le

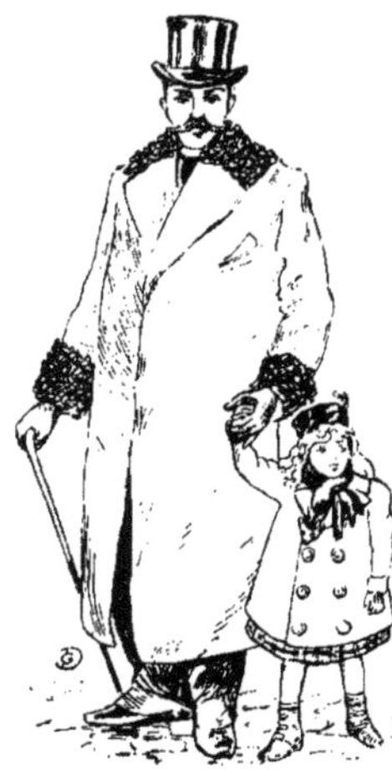

Fig. 10.

croup ou étouffée par la bronchite capillaire; et la mère, folle de douleur, malheureuse autant que blâmable, terrifiée par l'ombre de la mort qui plane implacable et sinistre sur le lit où agonise le produit de ses entrailles, inconsciente de ses lourdes responsabilités, maudira la science et les médecins impuissants à faire des miracles, accusera tout le monde et Dieu lui-même de la fatalité terrible qui l'écrase et ne songera pas une seconde que le vrai coupable est son imprévoyance et que le meurtrier et la victime se confondent dans sa propre personne [1].

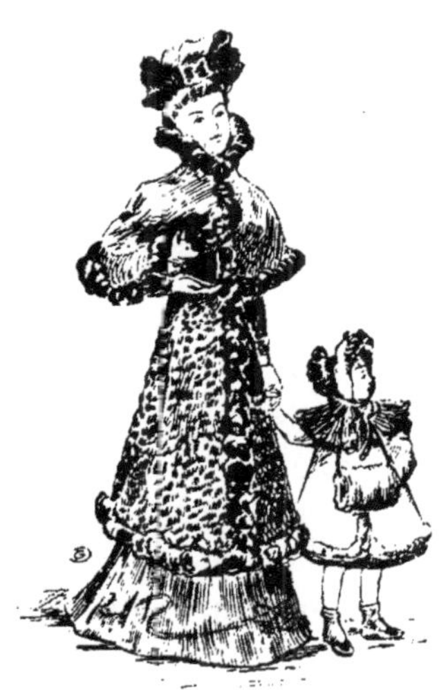

Fig. 11.

Il n'y a dans l'usage des chaussettes qu'une question de mode aussi puérile que dangereuse, et cette raison d'entraînement servile et irraisonné me paraît bien précaire quand on la met en parallèle avec les considérations autrement sérieuses que suggèrent le simple bon sens et les notions les plus élémentaires de l'hygiène. Il est vraisemblable, en effet, que nous n'avons pas été organisés pour vivre à l'état de nudité, et si le Créateur nous a illuminés d'une étincelle de son intelligence sublime, c'est pour que nous puissions suppléer par certains artifices aux poils et aux plumes dont il a

[1] O Société protectrice des animaux, que ta mission est sainte, mais combien elle grandirait encore si elle pouvait céder, dans certains cas, sa place et ses prérogatives à la Société protectrice de l'Enfance, ou si elle s'efforçait d'étendre sa maternelle sollicitude jusqu'aux petits de celui qui s'intitule si modestement le roi de la création !

doté si généreusement nos frères de l'espèce animale, les mammifères et les oiseaux. Les mammifères naissent avec une peau dure, coriace ou recouverte d'une abondante toison ou d'un duvet très épais et très chaud, qui représente le double du volume du corps chez le chien pendant les premiers mois qui suivent sa naissance. Ce duvet persiste jusqu'à ce que l'appareil pulmonaire ait acquis le développement nécessaire à la production de la chaleur animale, et il est remplacé à ce moment par des poils très abondants et très denses qui deviennent plus gros et plus longs à l'automne et constituent une fourrure précieuse contre les froids de l'hiver. Les oiseaux, objectera-t-on, sont entièrement nus au moment de leur éclosion, et le duvet rare et imperceptible qui les recouvre est assurément inefficace pour les protéger contre le froid. Mais on doit reconnaître que les petits oiseaux sont couchés dans un nid exceptionnellement chaud et moelleux, que leur puissance calorigène est beaucoup plus élevée que celle de nos enfants, que leur température normale est de 40 à 41°, tandis que la nôtre n'est que de 37°, qu'ils sont blottis les uns contre les autres et qu'ils se réchauffent mutuellement, que dans leur jeune âge ils sont toujours couverts par le père ou la mère, et enfin que les parents des oiseaux, plus sages et plus prévoyants que nous-mêmes, prennent leurs dispositions pour avoir leurs petits à la belle saison, à la fin du printemps, quand la chaleur a déjà mis en pleine activité les sèves immortelles de notre mère commune la terre, sèves formées des résidus d'individualités jamais mortes en réalité, mais simplement en voie de transformation, et du sein desquelles la vie va s'épanouir en des chefs-d'œuvre d'une simplicité, d'une variété et d'une perfection infinies.

L'hygiène, d'accord avec l'observation et la raison, condamne aussi formellement l'usage *constant* des chaussettes et ne les tolère que d'une manière intermittente, pendant les grandes chaleurs. Avec des bas ou des guêtres, la peau est moins exposée, en effet, aux infections locales par les microbes des furoncles et de l'eczéma, aux engelures, aux gerçures, aux plaies produites par le froid ou par les chutes, aux piqûres d'insectes, aux égratignures et aux morsures des animaux domestiques, lésions diverses bénignes généralement, mais pouvant toutefois devenir très graves par leurs complications, telles que : l'érysipèle, la lymphangite, le phlegmon et l'adénite inguinale. Et ces affections, déjà si nombreuses, ne représentent qu'une faible partie des conséquences funestes résultant de l'usage des chaussettes ; il en est d'autres, plus profondes ou plus éloignées, qui compromettent quelquefois pour toujours la santé des enfants ou qui menacent directement leur existence. Le rhumatisme musculaire et articulaire, le purpura, les arthrites du genou, l'ostéo-myélite (abcès dans les os) congestive ou suppurative, ne reconnaissent souvent d'autre cause que l'action trop prolongée du froid et principalement du froid humide. Quant aux maladies qui se produisent à distance, sous l'influence de la même cause, on peut affirmer qu'elles sont la partie la plus importante de la pathologie infantile et une source féconde à laquelle médecins et chirurgiens viennent puiser des honoraires passablement rémunérateurs. Depuis la vogue des chaussettes, il est très peu d'enfants qui n'aient pas eu besoin du chirurgien, soit pour leur extirper les amygdales hypertrophiées, des végétations adénoïdes ou des polypes ; soit pour cautériser leur muqueuse nasale épaissie et végétante ; soit encore, ce qui est de beaucoup le plus grave, à cause du voisinage des méninges et du cerveau, pour leur trépaner les sinus anfractueux du maxillaire supérieur, du frontal ou du rocher, envahis par l'armée des germes purulents venus du conduit auditif externe, de la gorge ou des fosses nasales.

Le coryza, l'angine diphtérique et la laryngite croupale; la bronchite, la pneumonie et la pleuro-pneumonie, exceptionnellement rares dans les temps chauds, sévissent à l'état d'épidémie et font d'innombrables victimes dès que surviennent les pluies glacées des fins d'automne. Ces mêmes maladies deviennent moins meurtrières et moins fréquentes au cœur de l'hiver, parce que leurs victimes habituelles sont moins nombreuses, les faibles ayant déjà succombé et les imprudents ayant appris à leurs dépens qu'il est sage de se prémunir contre le froid et l'humidité; mais, au printemps, elles font une nouvelle apparition et trouvent toujours un trop grand nombre d'imprévoyants qui modifient leur genre de vêtements en se réglant d'après le calendrier, sans tenir compte de l'état de la température; qui se hâtent de prendre des vêtements plus légers aux premiers beaux jours et ne les quittent plus, même s'il vient à geler et à neiger quelques semaines plus tard. On dira peut-être que ces maladies épidémiques se développent par l'intermédiaire d'un agent de contagiosité, par un microbe transmissible, et que le froid n'est pour rien dans son mode de propagation. Mais la fréquence de ces affections, si grande et si régulière pendant la mauvaise saison, est un fait trop démonstratif pour en attribuer la cause unique à l'intervention microbienne, qui est impuissante quand elle agit sur des organismes vivant à l'abri des ébranlements produits par des variations cosmiques ou par l'ingestion de produits alimentaires trop copieux ou de mauvaise qualité. Le bacille de la diphtérie, le pneumocoque, le streptocoque, et beaucoup d'autres microbes, se trouvent dans la gorge d'enfants et d'adultes à l'*état normal;* nous absorbons avec l'air respirable, avec nos boissons et nos aliments une multitude innombrable d'infiniment petits, tous susceptibles d'engendrer les plus graves maladies, et cependant nous jouissons habituellement d'une santé parfaite, alors que, semble-t-il, pour ne pas devenir malades, nous devrions, chose impossible, stériliser l'air et les aliments.

Nous vivons généralement en bonne intelligence avec les divers microbes, et il est admis que notre corps en contient à l'état normal deux grandes espèces, dont l'une comprend les *bons* et l'autre les *mauvais*. Les microbes utiles, dénommés phagocytes, neutralisent les microbes nuisibles et les détruisent quand ils deviennent trop nombreux et menacent de rompre l'équilibre de nos fonctions organiques. Les phagocytes suffisent en temps normal à la défense de notre économie; mais si on leur demande un travail démesuré, ou si on les place dans des conditions de milieu trop mauvaises, ils perdent une grande partie de leur activité et de leur puissance; et comme les soldats qui ne se reposent jamais, qu'on nourrit avec des aliments malsains, ou insuffisants, ou que le froid engourdit faute d'être chaudement vêtus, ils défaillent, et les microbes ennemis, les microbes *pathogènes*, accomplissent en toute liberté leur œuvre d'envahissement et d'infection.

Il est possible de nous soustraire en général, quatre-vingt-dix fois sur cent en moyenne, à l'action des agents morbides, à la condition d'éviter les excès qui résultent d'un travail au-dessus de nos forces, d'un écart de régime ou de variations atmosphériques brusques et prolongées.

L'été, on a plutôt des affections gastro-intestinales parce

qu'on boit et qu'on mange avec excès, et l'hiver on est particulièrement sujet aux affections grippales, frappant l'appareil pulmonaire, parce qu'on est plus exposé aux refroidissements. Que la réfrigération se produise sur toute la surface du corps, aux pieds ou aux jambes, si elle se continue trop longtemps, si la réaction ne se fait pas en temps opportun, il en résulte toujours des effets désastreux pour la santé, et il n'est pas exagéré de prétendre qu'avec l'intempérance, les refroidissements sont la cause du plus grand nombre de nos maladies; et il est à remarquer que l'intensité du refroidissement ou de l'excès de boire ou de manger et l'intensité de la maladie sont toujours corrélatives; que plus le refroidissement est faible, plus légère est la maladie; que la maladie est de courte durée quand le refroidissement est léger : de même qu'il y a moins de risque de se briser un os quelconque du squelette en faisant une chute d'un mètre qu'en tombant d'un troisième étage.

Tels sont les dangers auxquels on s'expose faute de prudence et auxquels on expose les enfants pour obéir aux caprices d'une mode qui ne présente que des inconvénients et des dangers, sans avoir en compensation le moindre avantage à son actif, car il n'est pas possible de prendre au sérieux les raisons d'endurcissement qu'on essaie de faire valoir. On n'aguerrit pas, en effet, l'organisme contre les changements de température en tenant les jambes nues dans le jour par tous les temps et en les couvrant douillettement pendant la nuit sous d'épaisses couvertures de laine ou sous un édredon. Si, parmi les enfants soumis à cette méthode soi-disant d'endurcissement, il en est qui résistent, c'est parce que ceux-là sont doués d'une constitution très vigoureuse, qui n'a nul besoin, pour se fortifier, de nos artifices d'éducation. Les faibles, au contraire, n'en retirent aucun profit; leur fragilité et leur délicatesse augmentent plutôt par les maladies qu'on leur fait contracter en leur imposant des épreuves que les forts seuls sont en état de supporter, et encore *exceptionnellement*, sans dommage actuel ou à venir. Ce système ne serait acceptable que dans le cas improbable où, à l'exemple des Spartiates, on voudrait régénérer la race en mettant dans l'impossibilité de vivre les enfants trop faibles pour devenir des hommes robustes; mais il serait bien illogique, en tout cas, dans un pays et à une époque où, par les couveuses, les colonies scolaires et les sanatoria, on s'efforce de conserver et d'améliorer les plus misérables existences. Le mieux encore, pour fortifier et endurcir nos enfants, est de recourir aux pratiques plus rationnelles et beaucoup moins dangereuses de l'hydrothérapie, aux douches froides de 15 à 30 secondes de durée, aux lotions, aux immersions rapides dans l'eau froide accompagnées d'une friction énergique au gant de crin et d'une promenade au pas accéléré pour favoriser la réaction. Les frictions sèches ou avec une étoffe grossière imbibée d'alcool ordinaire ou camphré, d'eau de Cologne ou d'eau des Carmes, sont aussi d'une grande utilité.

*
* *

On évitera la constriction des jambes par des jarretières et celle du ventre par des ceintures. Les bas seront retenus à la taille par des jarretelles comme nous l'avons déjà indiqué, et le pantalon sera assujetti aux boutons du corsage ou soutenu par des bretelles. Il est de toute nécessité que la circulation s'opère librement dans toutes les parties du corps et que tous les mouvements jouissent d'une complète aisance.

Le cou de l'enfant qui commence à courir sera nu ou simplement entouré d'une cravate légère de soie, peu serrée. Les foulards et les cache-nez favorisent la transpiration, et quand on les enlève l'évaporation de la sueur produit un abaissement de température dont la conséquence est souvent une angine.

*
* *

La tête et les organes des sens méritent également toute l'attention de l'hygiéniste. Faut-il couvrir la tête des enfants dès leur naissance? Les auteurs, selon l'habitude, sont divisés en deux camps et, avec la même conviction et la même intransigeance, les uns répondent oui, tandis que les autres disent non. Eh bien! quand on a une nature accommodante, comme la mienne, on peut, même sans faire abnégation de sa personnalité, soutenir une opinion qui concilie très bien les deux avis contraires, et voici comment j'y arrive. Tous les spécialistes admettent que la température dans la chambre des enfants ne doit pas être inférieure à 15° et qu'elle peut, sans danger, atteindre jusqu'à 18°; ils sont encore tous unanimes à recommander de recouvrir avec une capote de laine la tête des enfants quand on les sort pour la promenade. Nous appuyant sur ces considérations acceptées par tous, nous dirons qu'on peut laisser les enfants tête nue quand la température de leur chambre reste constante entre 15 et 18°; si, au contraire, elle oscille entre 8 et 10°, ce qui est à peu près la règle en hiver dans nos appartements, très mal chauffés, je déclare qu'il est indispensable de coiffer l'enfant d'un bonnet. Grâce à ces précautions, on préservera les petits enfants du coryza et du catarrhe naso-pharyngien, qui leur sont très pénibles et très préjudiciables, car ils les empêchent de respirer et de téter et préparent le terrain pour les hypertrophies adénoïdiennes et amygdaliennes avec leurs infections secondaires.

Le cuir chevelu sera nettoyé régulièrement tous les jours avec une brosse fine. On empêchera ainsi la formation des squames et des croûtes qui entravent la nutrition du bulbe pileux et provoquent la chute des cheveux. Il ne faut pas croire, en effet, que les concrétions séro-purulentes qui forment une véritable calotte, la *plique* des Polonais, emboîtant la tête des enfants, puissent avoir une influence salutaire sur leur santé.

A la naissance, les cheveux sont très abondants et relativement longs; mais, peu à peu, ils deviennent plus rares, disparaissent, et sont remplacés par des cheveux permanents qu'il ne faut pas couper pendant les premières années, mais qu'il est utile de rogner tous les quinze ou vingt jours à l'aide des ciseaux pour accroître leur vitalité. Tous les jours, on passera le peigne aux dents espacées et la brosse fine aux poils de blaireau pour enlever les pellicules et les œufs de parasites. Si, dans quelque point du cuir chevelu, il se forme des îlots d'écailles épidermiques résistant au peigne et à la brosse, on les enduira d'une mince couche de vaseline résorcinée ou boriquée à raison de 2 pour 30. Le lavage de la tête, deux ou trois fois par semaine, avec de l'eau chaude et du savon, constitue une excellente méthode hygiénique; mais il doit être suivi d'une friction ou mieux d'un tamponnement avec une serviette-éponge sèche pour absorber jusqu'aux plus faibles traces d'humidité et rendre tout refroidissement impossible.

Quand l'enfant aura grandi, sa tête sera nue ou simplement protégée contre le froid, l'humidité et la chaleur par une casquette légère en hiver et un chapeau de paille en été, les chapeaux et les toques de fourrure engendrant une chaleur excessive qu'il est prudent d'éviter. Lorsqu'il fréquentera des camarades, soit à l'école, soit dans les promenades, il sera bon qu'il ne change pas de coiffure, sans quoi il sera exposé à contracter la pelade, la teigne, l'eczéma, l'impétigo et la phthiriase (poux).

Vue.

L'ophtalmie purulente était très commune à l'époque, peu éloignée encore, où la virulence microbienne et les règles de l'antisepsie étaient mal connues, et le nombre des enfants que la suppuration oculaire laissait aveugles atteignait le chiffre effrayant de 30,000 pour l'Europe et de 4,000 pour la France. Cette affection si redoutable est devenue très rare à l'heure actuelle, grâce aux progrès de l'hygiène et aux méthodes préventives nées des découvertes pastoriennes et qui consistent, après avoir essuyé les paupières du nouveau-né avec un tampon de coton hydrophile imbibé d'eau boriquée, à instiller matin et soir, pendant les deux ou trois premiers jours qui suivent la naissance, entre les paupières entr'ouvertes de l'enfant, dans chacun des deux yeux, deux ou trois gouttes d'une solution de nitrate d'argent, titrée à raison de 1 de principe actif pour 100 grammes d'eau (10 centigrammes dans 10 grammes d'eau), ou bien encore à introduire dans l'œil le volume d'un grain de blé de poudre d'iodoforme finement divisée, qu'on tâche de faire pénétrer dans les angles palpébraux par un léger massage sur le globe oculaire. Cette désinfection à l'aide de l'iodoforme peut être renouvelée une fois par jour pendant quatre à cinq jours.

Les deux procédés sont excellents. Le premier a l'inconvénient de provoquer une inflammation qui donne lieu à une sécrétion séro-purulente qui peut en imposer pour les lésions de l'ophtalmie vraie. L'iodoforme est aussi efficace et engendre une sécrétion à peine appréciable.

Certains enfants portent à leur naissance des vices de conformation du globe oculaire, astigmatisme, myopie, qui ne se manifestent que fort tard au début ou dans le cours de leurs études. On cite de nombreux exemples d'enfants et de jeunes gens qui, en raison des migraines intolérables occasionnées par l'étude et dont la cause était ignorée, ont été forcés de renoncer aux carrières libérales. Ces vices de conformation, qui s'aggravent avec le temps, se corrigent très bien par l'usage de verres spéciaux. Aussi, quand les enfants se plaignent de maux de tête en travaillant à l'étude, on ne doit pas les accuser de paresse et de mauvaise volonté avant de les avoir soumis à l'examen de l'oculiste.

Nez.

En temps normal, l'enfant doit respirer la bouche fermée; dans le cas contraire, il sera examiné attentivement et on cherchera à savoir si l'imperméabilité des fosses nasales n'est pas imputable à la présence de végétations adénoïdes ou à l'hypertrophie des amygdales.

Le simple coryza chez le nourrisson nécessite le séjour à la chambre chauffée, car, sous l'influence d'un nouveau refroidissement, il peut devenir très grave. Quand il persiste pendant plus de deux ou trois jours, et surtout quand il s'accompagne d'un écoulement purulent et de fièvre, la diphtérie est à craindre, et des soins immédiats deviennent indispensables.

Les végétations adénoïdes, les amygdales trop exubérantes doivent être extirpées, parce qu'elles produisent souvent la surdité, deviennent fréquemment le siège de poussées inflammatoires aiguës avec danger de propagation dans le voisinage et entravent le développement intellectuel et physique en restreignant la ration d'air qui doit pénétrer normalement dans les voies respiratoires.

Oreilles.

En faisant la toilette de l'enfant, on lavera le pavillon de l'oreille dans toutes ses parties (éminences et rainures); on l'essuiera avec précaution et enfin on saupoudrera soigneusement le sillon auriculo-temporal situé en arrière. Dans ce sillon, généralement humide par sa disposition anatomique, la peau se ramollit et devient fréquemment le siège d'érosions et d'excoriations qui ouvrent la porte à toutes les infections et surtout à l'eczéma. Les maladies du conduit auditif seront l'objet de soins très assidus : le plus petit abcès, l'écoulement purulent le plus léger, devront attirer l'attention des parents et nécessiteront des lavages abondants avec un verre d'eau boriquée chaude injectée matin et soir dans le conduit auditif externe en attendant les soins du médecin.

L'ouverture du tympan, la pénétration du pus dans l'oreille interne et, de là, dans les méninges sont autant de complications possibles des inflammations microbiennes du conduit auditif externe.

La perforation du lobule de l'oreille chez les petites filles sera pratiquée plus proprement qu'on n'avait l'habitude de le faire jusqu'à ce jour. Il suffit que les mains de l'opérateur ne soient pas d'une propreté absolue ou que l'instrument dont il se sert n'ait pas été aseptisé pour inoculer à la petite patiente le germe des maladies les plus désagréables et aussi les plus graves, telles que l'eczéma, l'impétigo, la syphilis et la tuberculose. Le nettoyage des mains dans une eau antiseptique, le flambage à la lampe à alcool des instruments et de la boucle d'oreille, le lavage du lobule avec une boulette de coton imbibée d'alcool, seront pratiqués minutieusement avant l'opération.

Bouche.

Dents. — Certains médecins d'enfants recommandent de nettoyer la bouche du nourrisson après chaque tétée, à l'aide d'un linge mouillé passé sur la langue, dans les angles et les sillons formés par les joues, les lèvres et les mâchoires, sous prétexte que le lait qui séjourne dans la cavité buccale devient un terrain de culture excellent pour une infinité de micro-organismes et spécialement pour l'*oïdium albicans*, le champignon du muguet. Ces précautions me semblent exagérées, peu pratiques et doivent être réservées aux enfants qui ne jouissent pas d'une santé parfaite et chez lesquels on observe des troubles digestifs d'origine douteuse. On devra, par contre, habituer les enfants à se laver la bouche après chaque repas ; ce lavage, avec un dentifrice antiseptique étendu dans de l'eau tiède, sera un moyen précieux pour éviter la carie précoce des dents et les innombrables processus inflammatoires de la bouche, si fréquents à cet âge : la glossite exfoliatrice, le muguet; et les diverses stomatites : simple, érythémateuse, pultacée, aphteuse, herpétique, impétigineuse, ulcéro-membraneuse et gangréneuse.

Il est rare de voir les dents des enfants s'altérer dès le

début, et leur hygiène ne devient réellement importante que lorsque les vingt premières ont pris leur place sur la courbe alvéolaire des deux maxillaires. Mais, à partir de ce moment, la surveillance des dents est indispensable, et dès qu'apparaissent les taches gris noir qui annoncent la carie, leur obturation s'impose à bref délai, si l'on veut éviter leur destruction et les souffrances qui en sont la conséquence. C'est en agissant ainsi qu'on arrivera à éviter les extractions anticipées des dents de lait, toujours contraires au développement régulier des maxillaires et des dents de la deuxième dentition qui réclament des soins tout spéciaux.

Les grosses molaires de six ans et les deux incisives centrales supérieures et inférieures sont habituellement les premières atteintes, et il est vraisemblable que la formation de la carie se développe à la faveur de ce dépôt verdâtre et visqueux qu'on observe chez les enfants aux mauvaises dents.

Le meilleur traitement préventif des affections dentaires consiste dans le brossage des dents avec un mélange pulvérulent antiseptique suivi d'un lavage et pratiqué chez les enfants et les adultes le matin au lever et après chaque repas.

FORMULE D'UNE POUDRE DENTIFRICE

Carbonate de chaux léger. . .	25 grammes de chaque.
Phosphate de chaux soluble. .	
Essence de menthe.	X gouttes de chaque.
Essence de cannelle.	

DENTIFRICE

Résorcine.	10 grammes.
Salol.	1 —
Alcool de menthe.	50 —
Eau de Botot.	

Nous recommandons de soumettre les enfants à la visite du dentiste quatre fois par an, afin de surprendre dès le début les foyers de carie en voie de formation et d'en arrêter le développement par l'obturation immédiate sans ces traitements préalables si prolongés que nécessitent les dents malades depuis trop longtemps.

Ombilic.

La région ombilicale sera lavée soigneusement au moins une fois par jour avec de l'eau boriquée, essuyée, séchée et poudrée avec une poudre antiseptique jusqu'à ce que le cordon soit détaché et que la surface cicatricielle ne suinte plus. Le défaut de propreté occasionne trop souvent des phénomènes inflammatoires de nature érysipélateuse ou phlegmoneuse qui deviennent quelquefois rapidement mortels. Il est prudent de n'employer pour ces lavages que de l'eau boriquée; l'eau phéniquée et les solutions mercurielles, à doses trop élevées ou trop souvent répétées, produisant très vite chez les nouveau-nés des effets toxiques graves.

Literie.

Le lit en fer sera garni d'une paillasse faite avec un mélange de crin animal et végétal, de la fougère, de la balle d'avoine ou de la paille de maïs. Un matelas de crin animal ou de laine sera étendu sur la paillasse.

Les draps seront en coton l'hiver et en toile de chanvre ou de lin l'été. Entre les draps et le matelas seront disposés des carrés de tissu feutré pour l'absorption de l'urine.

Pour l'oreiller, on emploiera également le crin ou la

balle d'avoine, à l'exclusion de la plume qui produit trop de chaleur, favorise la transpiration, expose aux refroidissements, s'imprègne des produits excrémentitiels et sudoraux de la peau, se tasse, sèche plus difficilement et dégage une mauvaise odeur. Des couvertures de coton ou de laine, un mince édredon et des rideaux compléteront la literie.

Les rideaux resteront toujours entr'ouverts pour que l'air puisse se renouveler facilement. Quand il deviendra nécessaire de protéger l'enfant contre les mouches ou les moustiques en tenant les rideaux entièrement fermés, ceux-ci seront faits d'un tissu percé à jour, à travers les mailles duquel l'air passera librement.

Toutes les parties de la literie seront changées et lavées chaque fois qu'elles seront souillées; et on exposera tous les jours pendant plusieurs heures à l'air ou au soleil celles qui ne seront ni mouillées, ni salies. Les rideaux seront secoués fréquemment pour être débarrassés des poussières qui s'accumulent dans leurs plis.

Une fois par mois, le lit sera lavé avec une solution antiseptique au formol, à l'acide phénique ou thymique ou au sublimé (1 partie de principe actif pour 1,000 parties d'eau); la paillasse, le sommier et tous les objets de la literie seront exposés pendant plusieurs heures, dans la chambre bien close, aux vapeurs sulfureuses obtenues par la combustion de quatre mèches soufrées de tonnelier placées au-dessus d'une terrine ou d'un récipient métallique quelconque, pour éviter les risques d'incendie. Le fond du vase sera protégé par une couche de sable ou de cendres. Cette opération, commencée à dix heures du matin, sera terminée à deux heures de l'après-midi pour qu'on ait ensuite le temps d'aérer la pièce avant la nuit.

Chambre.

La chambre, exposée au sud, au sud-est ou au sud-ouest, doit être éclairée par une ou plusieurs grandes croisées. Les chambres noires situées entre un magasin et une cuisine, ne recevant directement ni air ni lumière, comme on en trouve si fréquemment dans les grandes villes, sont malsaines, car elles sont le refuge de prédilection des germes de la plupart de nos maladies. Pour les enfants au-dessous de dix ans, il suffit que la chambre comprenne de 10 à 15 mètres cubes d'air; il en faut 20 après cet âge. L'air de la chambre doit être constamment renouvelé, même en hiver; aussi, dès que l'enfant est levé, on ouvre les croisées pour ne les fermer qu'à l'approche de la nuit. Le renouvellement de l'air pendant l'hiver est assuré par une cheminée ou mieux encore par un poêle au bois. Si dans le foyer du poêle ou de la cheminée la combustion s'effectue bien, l'appel d'air qui en résulte à travers les interstices des portes ou des fenêtres est suffisant pour que la pureté du milieu ambiant soit assurée. En hiver, la cheminée prussienne avec tuyau dans la chambre ou le poêle en terre réfractaire émaillée sont les seuls systèmes de chauffage permettant d'obtenir, d'une part, une température convenable et, d'autre part, la destruction des poussières et des microbes qui, entraînés par l'aspiration de la bouche de la cheminée, attirant la colonne d'air à la façon d'une ventouse, viennent servir d'aliment à la flamme de son brasier. La rénovation de l'air, grâce à ce mode de chauffage, est aussi parfaite que possible, et il semble bien difficile de faire mieux. Les hygiénistes recommandent de laisser les fenêtres ouvertes pendant la nuit et ils déclarent aussi que la température de la chambre doit être de 15 à 16°. Or, il est presque impossible de remplir simultanément ces deux indications. Même avec des tentures placées derrière les croisées, on n'obtiendra jamais une température supérieure à 6 ou 8° en hiver; et, par les grands froids, il ne sera pas rare de tomber à o°. Dans ces conditions, l'enfant est exposé à mourir de froid s'il n'est pas entouré de bouillottes chaudes; et si par extraordinaire, grâce à son développement, il supporte la température de la glace, il en sera tout autrement quand il faudra procéder aux soins de sa toilette. Les organismes trop jeunes ou trop vieux et tous les faibles en général résistent mal aux températures extrêmes : le coup de froid est peut-être pour eux plus rapidement mortel que le coup de soleil, et on a vu souvent des petits enfants emportés en quelques heures par un œdème aigu de la glotte ou par le catarrhe suffocant de la bronchite capillaire contractés dans la chambre ou à la promenade sous l'influence d'une température trop basse. Mais les spécialistes, en recommandant de laisser les croisées entr'ouvertes pendant la nuit, cherchent plutôt à obtenir le renouvellement de l'air qu'à préparer l'enfant aux méthodes d'endurcissement; or, pour changer l'air, il n'est pas indispensable de laisser les fenêtres ouvertes, car la cheminée et le poêle au bois sont des ventilateurs tellement puissants que les plus faibles aspirent au minimum par heure deux mètres cubes d'air, soit 2,000 litres. Cette quantité d'air prise dans la chambre et qui est remplacée forcément par une quantité équivalente venue du dehors par les fissures et les trous des portes et des croisées, est plus que suffisante pour assurer l'oxygénation du sang, puisque l'adulte à l'état normal n'en utilise que 417 litres à l'heure et 10,000 litres en vingt-quatre heures [1]. En conséquence, le chauffage au bois, qui maintient la température entre 12 et 15° et qui renouvelle l'air d'une manière constante, réalise tous les desiderata de l'hygiène et n'expose à aucun danger. Cette sécurité n'existe pas avec les fenêtres ouvertes.

Tous les systèmes de chauffage au charbon de houille ou de bois, au coke ou au pétrole sont défectueux et même dangereux. Quand une cheminée au bois tire mal et ne ventile pas l'appartement, on en est averti par une fumée épaisse et irritante pour la muqueuse du nez et des yeux et on peut y porter remède; cette fumée d'ailleurs est plutôt désagréable que dangereuse, car elle n'est pas toxique [2]. Il n'en est pas de même quand on se sert du coke, du charbon, et surtout du charbon de bois, même dans une cheminée, car si le tirage est défectueux, rien ne l'indique et l'oxyde de carbone qui est plus lourd que l'air atmosphérique et qui est extrêmement toxique, ne révèle sa présence par aucun signe appréciable puisqu'il est inodore, se répand dans la chambre et empoisonne à leur insu les personnes qui s'y trouvent, et les enfants plus particulièrement. On ne saurait jamais trop insister sur les dangers des poêles mobiles, des lampes de chauffage, des cheminées à gaz et des réchauds dont les résidus volatils de la combustion vicient très rapidement et rendent irrespirable l'air des appartements. J'ai eu à donner mes soins à deux adultes, mari et femme, pour les suites d'une intoxication oxycarbonique occasionnée par un poêle mobile dont le tirage ne paraissait pas défectueux.

[1] Nous respirons, à l'âge adulte, environ 15 fois par minute, 900 fois à l'heure et 21,604 fois en 24. A chaque respiration, nous introduisons un demi-litre d'air dans nos poumons, soit exactement 10,802 litres en 24 heures.

[2] Il est établi qu'un animal peut vivre dans une atmosphère contenant 25 o/o d'acide carbonique et qu'il meurt rapidement dans un milieu renfermant 1 ou 1/2 o/o d'oxyde de carbone.

La guérison de ces malades ne fut pas longue à se produire et ce cas ne mériterait même pas les honneurs d'une mention si les circonstances dans lesquelles il se produisit ne présentaient un intérêt tout spécial. Le ménage X... avait fait l'acquisition d'un poêle mobile, le 20 décembre 1898, et l'avait allumé le soir même de son installation après l'avoir garni consciencieusement de coke et de charbon. La nuit fut mauvaise : un malaise général, un engourdissement inexplicable de tous les membres, des cauchemars pénibles, de violents maux de tête, dans une succession ininterrompue, tourmentèrent nos deux patients jusqu'au matin. Le mari, réveillé à l'heure ordinaire par la force de l'habitude, essaya, vainement tout d'abord, de sortir de son lit; mais, s'étant aperçu que sa femme restait inerte à ses côtés malgré ses appels réitérés, il eut la vague compréhension qu'ils couraient tous deux un grand danger, fit de nouveaux efforts et parvint avec une peine infinie à se dégager de ses couvertures et à se laisser glisser sur le parquet; puis il se traîna en rampant et en gémissant jusqu'à la porte de la chambre qui s'ouvrait sur le corridor de la maison et eut la chance d'être entendu par un voisin. Celui-ci, d'un vigoureux coup d'épaule, fit sauter la serrure de la porte, prodigua les premiers soins aux deux asphyxiés et appela d'autres voisins, dont l'un vint me chercher en toute diligence. L'éther et la caféine en injections sous-cutanées, l'oxygène en inhalation et des frictions alcooliques énergiques ranimèrent rapidement nos deux malades. Aucun trouble fonctionnel ne s'étant manifesté du côté de l'appareil gastro-intestinal, les époux X... n'ayant absorbé aucun aliment suspect et les symptômes d'asphyxie (pâleur cyanotique, parésie du mouvement et de la sensibilité, lenteur de la respiration, marbrures légères sur le ventre et sur les membres) étant manifestes, le doute n'était pas possible. D'ailleurs, la présence du poêle mobile, dont les flancs arrondis étaient encore chauds, pouvait seule expliquer les accidents morbides présentés par nos deux patients. Mais ceux-ci après avoir repris entière possession de leur intelligence et sachant que, dans leur cuisine donnant sur la rue et communiquant avec leur chambre, on avait trouvé, étendus sur le plancher de leur cage, les cadavres de quatre mignons canaris dont les gais refrains les avaient égayés pendant une partie de la journée précédente et obéissant à la tendance très humaine qui nous empêche d'avouer nos erreurs et notre ignorance même des questions que nous n'avons jamais étudiées, n'admettaient pas que leur grave indisposition fût le résultat d'une intoxication imputable aux gaz dégagés par le poêle mobile et préféraient l'attribuer à la malveillance de leur fille unique qui les avait quittés peu de temps auparavant et qui, à leur dire, aurait tenté de les empoisonner en introduisant dans le tuyau de l'évier un poison volatil très violent. D'après eux, la démonstration de leur hypothèse était fournie par la mort des oiseaux dont la cage était placée au-dessus de l'évier, dans la cuisine, et un peu éloignée de leur chambre : mais ils ignoraient que la résistance d'un oiseau à l'action de l'oxyde de carbone est infiniment plus faible que celle d'un homme adulte et que, pour le tuer, il en faut une bien minime quantité; sans compter que pour pratiquer ce mode d'empoisonnement, il faudrait posséder l'habileté exceptionnelle d'un chimiste spécialisé dans la manipulation des agents toxiques les plus dangereux.

Quoi qu'il en soit et comme conclusion de cette observation, nous retiendrons ces trois faits : 1° que les poêles mobiles à faible tirage exposent à de grands dangers; 2° que les oiseaux sont très sensibles à l'action de l'oxyde de carbone et que leur présence dans une pièce chauffée par un poêle au charbon de houille ou de bois, etc., peut être utile pour nous renseigner sur le tirage de ce système de chauffage et sur la qualité de l'air; 3° qu'on peut sans danger séjourner dans une chambre dont le mode de chauffage n'aurait produit chez les oiseaux aucun signe d'un malaise quelconque pendant plusieurs jours consécutifs.

Température de la chambre. — La température de la chambre en hiver oscillera entre 14 et 18° pour les enfants au-dessous de cinq ans et entre 10 et 15° après la cinquième année. Pendant l'été, il sera bon que la température maxima ne dépasse pas 25°.

En temps normal, vers deux ou trois heures du matin, sept à huit heures après le dernier repas, quand le travail digestif est terminé, la chaleur du corps tombe à 36°5 et même quelquefois jusqu'à 36°. Cette baisse de température est favorisée par le refroidissement de l'air extérieur qui peut occasionner des douleurs rhumatismales chez les enfants issus de parents arthritiques, et chez tous, en général, des congestions de l'appareil laryngo-broncho-pulmonaire. De bonnes couvertures ou l'édredon, en maintenant la chaleur du corps à une température constante, préserveront les enfants des conséquences funestes du froid.

On supprimera la lumière dans la chambre des enfants; il faudra même intercepter les rayons lunaires qui pourraient frapper leur visage. Si l'éclairage est jugé indispensable, surtout dans les cas de maladie, on se servira uniquement de la bougie, de la veilleuse électrique quand on le peut ou de la veilleuse à l'huile; le pétrole, l'essence et surtout le gaz, viciant l'air de leurs émanations désagréables et même nuisibles.

Ameublement. — L'ameublement sera aussi simple que possible. On supprimera les tentures et les grands tapis qui recouvrent toute l'étendue du plancher, parce qu'il est très difficile de les nettoyer et de les débarrasser des poussières, des germes morbides et des parasites qui adhèrent à leur surface ou se cachent dans la trame de leur tissu. On remplacera le grand tapis par une couche de linoléum, qui est d'un facile entretien, élastique, et par suite plus propre à rendre les chutes et les chocs moins dangereux. La descente de lit est cependant utile : elle évitera à l'enfant le rhumatisme des muscles de la région plantaire et un certain nombre d'indispositions résultant du contact immédiat et prolongé du plancher ou du linoléum.

Chaises.

Les chaises reposeront sur une base large, avec leur centre de gravité bien stable; elles seront en paille ou recouvertes d'une toile imperméable.

Sommeil.

Pendant le premier mois qui suit sa naissance, l'enfant continue à vivre dans des conditions qui présentent beaucoup d'analogie avec celles de la vie intra utérine. Il dormait d'un sommeil ininterrompu avant de faire son apparition dans le monde; son sommeil se continue durant les premiers jours, suspendu seulement pendant de courts instants pour les tétées. Les manifestations de la vie de relation se produisent par degrés insensibles, et ce n'est que vers la fin du premier mois et dans le courant du deuxième que l'enfant reste éveillé pendant plusieurs heures de suite et *commence* à se familiariser avec les personnes et les objets qui l'environnent. Cet état de veille ne se prolonge pas au delà de trois à quatre heures à la fin du troisième mois, et tous les jours sa durée s'abrège de quelques minutes, et, d'une manière générale, on peut dire que l'enfant reste éveillé :

De 3 à 4 heures.	Vers la fin du 3e mois.
5 à 6 —	Entre 4 et 6 mois.
6 à 7 —	Dans les 7e, 8e et 9e mois
8 —	A 1 an.
10 —	A 15 mois.
11 —	A 20 mois.
12 —	A 2 ans.

En conséquence, sur vingt-quatre heures, l'enfant doit dormir pendant :

23 heures.	Le 1er mois.
22 —	Le 2e —
21 —	Le 3e —
20 —	Le 4e —
19 —	Le 5e —
18 —	Le 6e —
17 —	Le 7e —
16 —	De 8 à 12 mois.
14 —	De 12 à 15 mois.
13 —	De 15 à 20 —
12 —	A 2 ans.
11 —	De 5 à 7 ans.
10 —	De 7 à 10 ans.
9 —	De 10 à 15 ans.
8 —	De 15 à 20 ans.

Cette durée moyenne s'applique aux enfants normalement constitués; elle est insuffisante pour les faibles et les anémiques.

Si l'enfant ne dort pas pendant le temps approximativement normal, s'il se réveille trop fréquemment, c'est que sa nourriture est insuffisante ou de mauvaise qualité, ou bien c'est parce qu'il est malade, ou qu'il est tourmenté soit par une lumière trop vive, soit par des parasites ou des insectes: poux, puces, punaises, moustiques, mouches, etc.

La meilleure position du nourrisson dans son berceau est la position latérale droite ou gauche, parce que, dans les cas de vomissement, elle facilite l'expulsion des liquides alimentaires ou glaireux, rend plus difficile leur pénétration dans les voies aériennes et, par suite, expose moins aux accidents d'asphyxie qu'on a observés quelquefois chez les enfants couchés sur le dos. Il n'y a aucun inconvénient à faire coucher ou à coucher les enfants immédiatement après le repas du soir, et il est moins hygiénique de les mettre au lit une heure après le repas, quand la digestion est en pleine activité.

L'enfant, petit ou grand, couchera seul dans son lit. Quand il sera débarrassé de son maillot, on le revêtira d'une chemise de nuit en laine, assez longue pour être liée à son extrémité inférieure afin, qu'il ne puisse pas se refroidir en se découvrant.

Il sera indispensable d'habituer les enfants à se coucher de bonne heure, à se lever tôt, et à sortir du lit dès qu'ils seront éveillés. Cette recommandation est surtout applicable aux écoliers, le travail du matin étant plus facile et plus fructueux que celui du soir. Les veillées, les spectacles, les dîners, les soirées, sont éminemment funestes aux enfants, et cependant on voit des parents inexpérimentés ou imprévoyants qui se promènent le soir, même en hiver, avec leurs enfants sur les bras et les exposent presque fatalement à contracter une infinité de maladies souvent très graves et quelquefois mortelles. On ne doit jamais sortir les enfants quand la nuit est venue, ni les conduire dans les fêtes publiques, au milieu des foules inconscientes qui, dans l'ivresse du plaisir, n'ont de pitié ni pour les petits, ni pour les faibles, ni pour les infirmes.

Aux enfants nerveux, excitables, qui dorment mal pendant la nuit, on pourra administrer de temps en temps de faibles doses de chloral, de bromure de potassium et de sirop de valériane, car ils supportent très bien ces divers médicaments. L'opium, ses dérivés et ses composés, morphine, codéine, narcéine et laudanum, seront exclus de la médecine infantile jusqu'à la fin de la troisième année.

Sorties. Promenades.

La première sortie du nouveau-né n'aura lieu en été qu'après le dixième jour qui suivra sa naissance, et en hiver, après le vingtième jour seulement, par un temps doux, entre midi et deux heures de l'après-midi. La promenade, d'abord de demi-heure de durée, sera prolongée pendant deux ou trois heures, progressivement, à mesure que l'enfant se développera, Si la température extérieure ne dépasse pas 12°, il sera prudent de garder l'enfant dans sa chambre. Cette règle ne souffre pas d'exception, même pour le baptême, qui doit être retardé jusqu'à ce que la température soit devenue plus clémente.

Pendant l'été, la promenade sera de rigueur matin et soir. L'air pur augmente notablement les capacités digestive et respiratoire des enfants et favorise à un très haut degré leur développement, la résistance aux maladies et à l'influence des variations atmosphériques.

***

La meilleure position à donner à l'enfant, pendant les premiers mois, quand il n'est pas couché, est la position horizontale, inclinée ou verticale, mais toujours le corps et la tête appuyés sur les bras, le tronc ou l'épaule de la nourrice. Il se réchauffe ainsi au contact de la personne qui le tient, et sa charpente osseuse, qui est encore en voie d'ossification, n'est pas exposée aux déformations et aux déviations que sa souplesse rend extrêmement faciles. Quand l'enfant est assis sur le bras de sa nourrice et tient son buste verticalement sans aucun point d'appui latéral, la tête, qui pèse environ un kilogramme, écrase de tout son poids la pyramide sinueuse et flexible des corps vertébraux, la fait plier à droite ou à gauche, augmente ses courbes antéro-postérieures, donne lieu à des déformations qui, d'abord passagères, deviennent permanentes à force de se reproduire, et constituent ces altérations, ces vices de conformation désignés sous les noms de scoliose, lordose, cyphose. Si l'enfant est tenu debout soit par la main ou à l'aide d'une large ceinture munie de courroies (*fig. 12*) qui le suspendent en quelque sorte au bras de la garde ou de la nourrice; soit par des glissières, des chariots ou des tourniquets, le poids de la tête s'ajoute à celui du tronc pour engen-

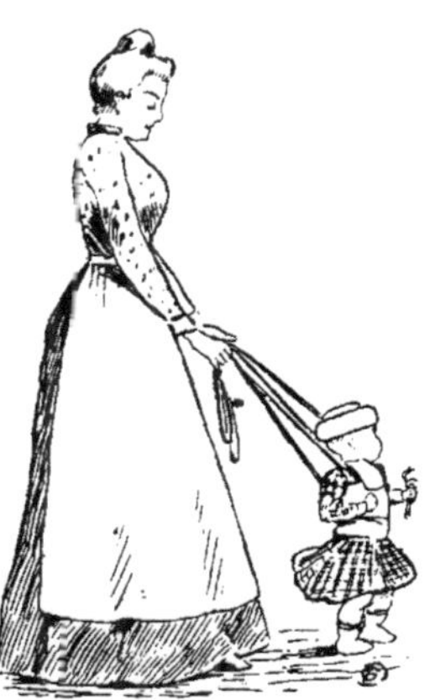

Fig. 12.

drer les déviations des membres inférieurs et des attitudes grotesques qui constituent de véritables infirmités *(fig. 13)*.

Il est impossible de fixer l'âge précis auquel l'enfant peut sans danger se tenir assis ou debout. L'enfant lui-même, instinctivement, prend les poses qui lui conviennent et qui s'adaptent le mieux à ses forces; et il les abandonne dès qu'il en résulte une sensation de fatigue ou de souffrance : l'important, c'est qu'il ait à sa portée un point d'appui pour y reposer son buste ou sa tête. Quand il n'est plus emprisonné dans son maillot, assis ou couché dans son lit, il agite ses petits membres, se tourne et se retourne dans tous les sens, se redresse, et développe ainsi l'énergie de son système musculaire. Vers le cinquième mois, il est bon de le coucher sur un tapis ou sur une épaisse couverture pour qu'il puisse s'y rouler à son aise. A mesure que ses forces se développeront, il exécutera des mouvements plus étendus et plus difficultueux jusqu'au jour où, s'accrochant aux barreaux d'une chaise ou aux saillies d'un meuble, il se tiendra debout, ébauchera quelques tentatives de translation, vite interrompues par la perte de l'équilibre et la chute, sans conséquences graves, sur la proéminence élastique et arrondie de sa région fessière. Ces efforts seront renouvelés plusieurs fois chaque jour, à des intervalles plus ou moins éloignés, et, généralement entre le dixième et le douzième mois, notre apprenti piéton arrivera vite à trouver son centre d'équilibre, fera une courte promenade si on lui donne la main, et ne tardera pas à marcher seul avec ses propres forces. On cite des exemples d'en-

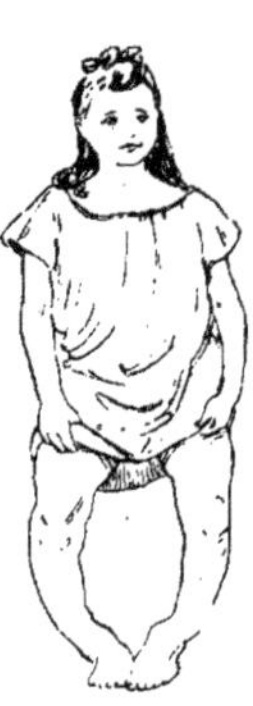

Fig. 13.

fants qui ont fait leurs premiers pas au neuvième mois : ils sont rares; et ceux-là sont des enfants exceptionnellement vigoureux. Ceux, au contraire, qui ne marchent pas à quinze mois sont doués d'une constitution précaire, d'un système osseux et musculaire mal développé ou malade et doivent être surveillés avec une attention spéciale au point de vue alimentaire et soumis à un traitement très sérieux dès qu'ils présentent les moindres anomalies dans leur conformation extérieure. Pour que ces vices de conformation ne restent pas trop longtemps inaperçus, il est nécessaire que les parents examinent de temps en temps leurs enfants quand ils sont entièrement débarrassés de leur linge de corps et que le médecin soit consulté au moindre signe physique suspect, et surtout pour les plus légères apparences de boiterie. Grâce à cette surveillance, on peut quelquefois observer et arrêter à leur origine les affections les plus graves, qui ne deviennent souvent incurables qu'à la faveur d'une négligence coupable et parce qu'on n'a rien tenté pour entraver leur évolution.

Voitures d'enfants.

Les petites voitures bien suspendues et pourvues d'une capote rendent de réels services pour promener les enfants ayant plus de six mois. Après cet âge, en effet, ils peuvent devenir, par leur poids, une cause sérieuse de fatigue pour la nourrice, et leur appareil pulmonaire, source de chaleur, étant plus développé, ils sont moins exposés aux refroidissements. La voiture doit être poussée en avant par la nourrice, la capote ouverte de son côté, pour que l'enfant n'échappe pas à son regard observateur (*fig. 14*). De bonnes petites couvertures de laine sont indispensables et la bouillotte n'est pas inutile si le temps est frais, car l'enfant, n'étant plus en contact avec sa nourrice, est sujet à perdre par rayonnement une grande partie de son calorique par suite de son immobilité.

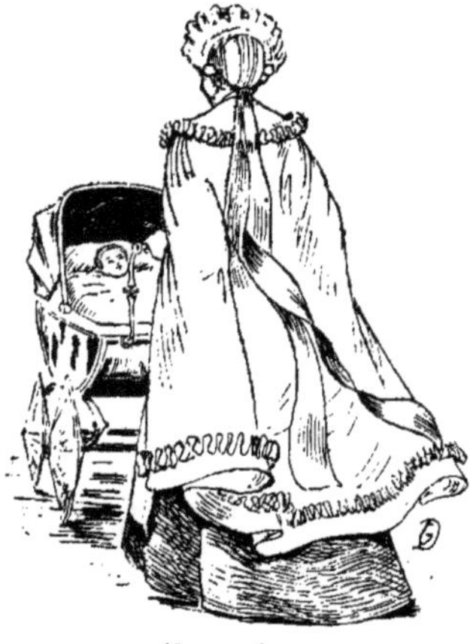
Fig. 14.

La capote de la voiture devrait être de préférence en tissu caoutchouté, le vernis des toiles cirées, en se ramollissant sous l'influence de la chaleur solaire et en s'attachant aux mains de l'enfant qui le suce, étant susceptible de produire des accidents d'empoisonnement par le plomb qu'il contient.

Ustensiles de cuisine.

On doit rechercher dans les ustensiles de cuisine des enfants les qualités suivantes : innocuité de composition, solidité et facilité d'entretien.

Les timbales seront en argent, en vermeil ou en tôle repoussée et recouverte d'une couche d'émail. Les assiettes, les cuillers et les gobelets d'étain seront rejetés parce qu'il entre dans leur composition une certaine quantité de plomb. Tous les objets aigus et tranchants, fourchettes et couteaux, seront tenus avec soin hors de la portée des enfants.

Jouets.

Il y a un choix à faire parmi les jouets qu'on donne aux petits enfants; ceux de petite dimension : boules, petits grelots, clochettes de polichinelles, perles, noyaux de fruits; graines de café, de céréales ou de légumineuses; confetti, etc., sont dangereux, parce qu'ils sont très souvent avalés ou introduits dans le conduit auditif externe ou dans les fosses nasales.

On ne doit jamais laisser sans surveillance les tout petits enfants. Mon fils, à l'âge de dix mois, faillit être étouffé par sa sœur, son aînée de deux ans, qui lui bourrait la bouche avec des fragments de papier d'emballage pendant que sa nourrice, attirée par la musique militaire, s'oubliait sur la place d'Aquitaine dans la contemplation de nos jeunes troupiers. Si sa mère, par un hasard providentiel, n'était pas venue dans la pièce où les enfants avaient l'habitude de se tenir, mon avaleur de papier malgré lui aurait été trouvé entièrement asphyxié.

Les jouets fragiles, en verre ou en porcelaine, peuvent, en se brisant, produire des blessures graves; ceux qui sont pourvus d'angles aigus ou de bords tranchants méritent le même reproche. Quand ils sont en cuivre ou en plomb, ou colorés avec des couleurs à base d'arsenic, de mercure ou de plomb, ils peuvent occasionner des intoxications, sauf pourtant s'ils sont protégés par une couche de vernis réfractaire à l'action dissolvante de la salive. Ces couleurs sont d'autant plus dangereuses qu'elles n'ont généralement ni mauvais goût ni odeur désagréable.

Les couleurs rouges à base de minium (oxyde de plomb) et de sulfure de mercure, dont on se sert pour colorer les pains et la cire à cacheter, sont extrêmement toxiques. Les jaunes le sont également par l'antimoine; les blanches par la céruse (carbonate de plomb), et les vertes par l'arsenic qui entre dans leur composition. Les brunes, les violettes et les noires sont généralement inoffensives; il en est de même des couleurs végétales : garance, carmin, indigo, safran, épinard, etc.

Les boîtes à couleurs pour l'aquarelle sont composées avec des tablettes renfermant aussi des substances toxiques.

CHAPITRE VI

Éducation physique. — Éducation morale.

Éducation physique.

Jusqu'à sept ans, il sera utile de faire reposer l'enfant dans la position horizontale pendant une heure ou deux vers le milieu de la journée, dans le but de diminuer la fatigue de la charpente osseuse et de prévenir les déformations et les lésions diverses qui en résultent.

Les exercices violents après les repas troublent la digestion.

On peut affirmer que, pour les exercices physiques, il n'existe pas de règles invariables s'adaptant au tempérament et à la constitution des enfants ; et les apôtres des jeux scolaires, qui ont la prétention d'avoir découvert le moyen infaillible de régénérer notre race par la réglementation des exercices, se trompent singulièrement en s'efforçant de créer et d'imposer dans nos établissements publics d'instruction un enseignement nouveau tout à fait contraire à l'esprit et aux tendances naturelles de nos collégiens, dont l'amour pour les syntaxes trouve une ample satisfaction dans l'étude des langues mortes et vivantes. Le jeu, pour être récréatif, doit être abandonné dans une large mesure à l'initiative des enfants. Ceux-ci, mieux que les professeurs de gymnastique, choisiront ceux qui conviendront à leur âge et à leur tempérament, et généralement ils sauront les suspendre pour se reposer avant d'être arrêtés par l'extrême fatigue. Il n'en est pas de même des jeux sportifs : courses de fond ou de vitesse, foot-ball ou cyclisme, dans lesquels les jeunes gens, excités par l'émulation, par l'appât d'un prix à obtenir ou de la réclame qu'ils sont désireux de faire sur leur nom, se livrent à des efforts tellement au dessus de leur vigueur et de leur résistance constitutionnelles, qu'ils contractent des maladies souvent mortelles. Les records doivent être réservés aux professionnels qui sacrifient, avec connaissance de cause, leur santé et quelquefois leur vie à la gloire des triomphes retentissants.

La *bicyclette* n'est pas à recommander aux enfants, parce qu'ils s'entraînent trop facilement dans des courses de vitesse très préjudiciables à leur cœur, trop excitable, et à leur système osseux en voie de formation, et tout disposé, par le travail de la croissance, aux congestions inflammatoires et suppuratives. Cet exercice ne peut être autorisé que sous la surveillance d'une personne expérimentée, et à la condition que la course, dans une journée, ne dépasse pas en kilomètres le nombre d'années du bicycliste, soit 10 kilomètres à dix ans, 15 kilomètres à quinze ans, comme chiffre maximum.

Les *longues marches* exposent aux mêmes accidents, et les enfants se fatiguent beaucoup moins à jouer pendant plusieurs heures qu'à marcher pendant demi-heure seulement. C'est que, dans le premier cas, l'enfant varie ses mouvements à l'infini : il exerce les divers groupes musculaires les uns après les autres ; il fait travailler les uns pendant que les autres se reposent ; il s'asseoit, se couche, se roule et se relève, n'obéissant qu'à ses besoins ou à ses caprices, qui sont ses meilleurs guides et qui favorisent mieux son développement que les règles compliquées des meilleurs traités de gymnastique. A mesure qu'il grandit, il se livre à des jeux réclamant une énergie musculaire plus grande; et, sans maîtres, sans leçons spéciales, surtout s'il a la bonne fortune de respirer l'air pur des espaces libres, il acquiert une grande vigueur physique qui le mettra dans les meilleures dispositions pour réaliser l'adage légèrement modifié du moraliste ancien : *corpus sanum cum mente sana*, qui signifie : santé du corps avec la santé de l'âme. Car la culture morale de l'enfant est tout aussi intéressante que celle de son développement physique, et cette éducation psychologique doit commencer le plus tôt possible, dès qu'apparaissent les premières manifestations de l'intelligence.

Éducation morale.

Il faut inculquer de bonne heure à l'enfant l'amour de toutes les vertus qui rendent l'homme utile à ses semblables et à lui-même et qui font de la femme un être aimant, dévoué, compatissant, disposé à remplir courageusement et dignement son rôle, souvent bien pénible par les cruels sacrifices qu'il impose, mais aussi combien plus ennoblissant que la contemplation incessante de sa fragile beauté dans la glace séductrice ou que l'étalage éblouissant dans les réunions mondaines d'un luxe qui n'est excusable que lorsqu'il traduit l'opulence réelle, mais qui est criminel et scandaleux quand il est fait de privations, du surmenage ou des complaisances d'un mari sans volonté ou bien encore du labeur d'une couturière qu'on rémunère mal. Il faut que l'enfant apprenne dès son premier âge, que ses désirs trop exagérés ou trop impétueux doivent s'apaiser et s'éteindre toutes les fois qu'ils ne sont pas réalisables; il est nécessaire, pour son bonheur, que les parents aient assez d'énergie pour l'aider de leur mieux dans cet entraînement de la volonté, à la fois si délicat, si difficile, et pourtant si utile, car il constitue la véritable éducation de l'âme, qui fait de l'homme un esclave ou un maître, suivant qu'elle est mollement ou fortement trempée. Il n'est pas de spectacle plus attristant que celui de l'homme faible qui pâlit et qui tremble devant le plus petit danger et que les moindres difficultés déconcertent et désespèrent. L'enfant qu'on élève exclusivement avec des tendresses et des baisers et en donnant satisfaction à toutes ses fantaisies, deviendra insupportable à lui-même et aux autres et sera toujours malheureux. Les parents qui adoptent ce mode d'éducation sont des imprévoyants, et leur grand amour paternel est purement et simplement une forme d'aveugle égoïsme : les caresses dont ils se repaissent à jet continu sont une satisfaction pour eux-mêmes, et ils ne s'abstiennent d'appliquer à leurs enfants les réprimandes, les privations et les corrections qu'ils méritent, que parce qu'elles coûtent trop à leur sentimentalisme exagéré, et en réalité s'ils ne sévissent pas, c'est par crainte de leur propre souffrance. Mais cette faiblesse coupable et lâche, grâce à laquelle ils espèrent servir les intérêts de leurs enfants et rendre leur affection plus vive et plus durable, se tournera tôt ou tard contre eux et leur deviendra fatale. S'ils ne sont pas doués par la nature de qualités exceptionnelles, ces enfants gâtés, mal préparés aux batailles de la vie sociale, nullement entraînés aux efforts que réclame la solution des problèmes qu'apporte chaque jour nouveau, se rebuteront en face des obstacles à surmonter et ne tarderont pas à tomber dans la catégorie des désespérés et des vaincus. Les parents n'assisteront pas sans remords cuisants à l'écroulement de leurs illusions et de leurs rêves d'or, et les enfants ne manqueront pas d'en augmenter l'amertume par leurs récriminations et leurs reproches.

Il faut encore que les enfants sachent bien que l'univers n'a pas été créé pour leur usage personnel et exclusif; qu'ils n'en font partie qu'à titre d'infinitésimale parcelle; qu'ils sont soumis à toutes les lois qui en régissent l'ensemble, et qu'en essayant de s'y soustraire ce n'est pas l'organisme général qui en pâtit ou qui s'arrête dans sa marche vers l'accomplissement de ses mystérieuses destinées, mais l'élément rebelle, qui est détruit pour retomber dans la matière brute, en perdant le bénéfice des transformations et des améliorations antérieures, grâce auxquelles nous nous élevons progressivement vers un idéal de perfection infinie.

Que la morale soit philosophique ou religieuse, qu'elle s'inspire de l'Évangile, du Coran ou du Talmud, des Droits de l'homme ou des méthodes d'observation et d'expérimentation, son enseignement aboutit toujours aux mêmes conclusions, qui peuvent se résumer dans les propositions suivantes : Les intérêts de chaque individualité humaine se confondent avec ceux de l'humanité tout entière; le culte du vrai, du beau et du bien conviennent à l'une comme à l'autre; l'iniquité, l'inactivité, l'intolérance et l'immobilité leur sont également funestes. Ces vérités, difficiles à dégager, pour le vulgaire, de l'histoire générale des peuples, sont d'une démonstration facile quand on étudie chaque individu en particulier. Par une observation approfondie, libre des préjugés et des apparences extérieures généralement trompeuses, on arrive à se convaincre que, dans la très grande majorité des cas, les plus heureux, les plus estimés, les plus aimés, ceux qui jouissent d'une bonne santé habituelle et qui arrivent à un âge avancé avec peu de souffrances et sans trop d'infirmités, ne sont pas les plus ambitieux, les plus orgueilleux, ni ceux qui se livrent aux excès de toute sorte que la grande fortune rend presque inévitables; mais bien ceux qui, malgré les entraînements de la vigueur, de la jeunesse et de la richesse, savent rester laborieux, sobres et vertueux.

NOTIONS DE PHYSIOLOGIE

INDISPENSABLES AUX MÈRES DE FAMILLE

Pour surveiller et diriger la santé des enfants, il est nécessaire que les jeunes mères possèdent quelques notions très simples de physiologie qui leur permettent de dépister, à leur début, les maladies réclamant les soins éclairés du médecin. Les plus importantes de ces connaissances se rapportent à la respiration, à la circulation et à la température de l'enfant.

Normalement, au repos absolu, à l'état de veille ou pendant le sommeil, le nombre des respirations (chaque respiration comprenant l'inspiration et l'expiration, l'expansion et le retrait de la cage thoracique) doit correspondre approximativement aux chiffres suivants :

36 à 44 respirations. . .	A la naissance.
30 à 40 — . . .	A 1 an.
26 à 36 — . . .	A 2 ans.
24 à 32 — . . .	A 3 ans.
22 à 30 — . . .	A 4 ans.
20 à 28 — . . .	A 5 ans.
20 à 24 — . . .	A 6 ans.
18 à 22 — . . .	A 7, 8, 9, 10 ans.
16 à 20 — . . .	A 11, 12, 13, 14, 15 ans.
16 à 18 — . . .	Chez l'adulte.

Les pulsations du pouls sont de :

120 à 140 par minute pendant la		1re semaine.
110 à 120	—	— 1re année.
110	—	— 2e année.
100	—	— 3e et 5e années.
90	—	de 5 à 10 ans.
80	—	de 10 à 15 ans.
70 à 76	—	de 15 à 20 ans.

Les pulsations sont plus nombreuses et plus fortes chez les garçons que chez les filles. Les émotions, les repas et la marche augmentent la fréquence du pouls, qui peut aussi présenter des irrégularités d'ampleur et de vitesse chez les enfants bien portants ; mais si, dans les conditions habituelles et surtout quand les enfants manquent d'entrain et d'appétit, le nombre des respirations et des battements du pouls augmente de 25 à 30 °/₀, la présence du médecin est utile.

La *température* normale oscille entre 36°5 et 37°5. Quand elle dépasse 38°, surtout le matin, et ne descend pas après vingt-quatre heures d'observation, il est prudent de soumettre l'enfant à un examen médical. Il est donc nécessaire d'avoir un thermomètre et de savoir l'appliquer, ce qui est très simple et très facile. L'important pour avoir un résultat précis et exact, c'est que la cuvette de l'instrument soit appliquée et maintenue dans le creux axillaire pendant dix minutes, bien en contact avec la peau et dissimulée complètement dans ses plis.

***

Il faut, de temps en temps, faire ouvrir la bouche aux enfants et les habituer à montrer le fond de la gorge en maintenant la langue abaissée à l'aide du manche d'une cuiller à soupe. On éprouvera de la sorte moins de difficultés pour les examiner et les soigner en cas de maladie. On doit aussi les familiariser avec les manœuvres de l'auscultation en appliquant quelquefois l'oreille en avant et en arrière de la poitrine. Grâce à cette accoutumance qui n'a rien de pénible ni de désagréable, l'enfant malade est moins surpris par l'examen du docteur et à l'excitation de la fièvre ne vient pas s'ajouter celle de la frayeur. Et à ce propos, je me hâte de signaler, pour la condamner sévèrement, la mauvaise habitude, répandue dans certains milieux, d'inspirer aux enfants une véritable terreur du médecin en les menaçant à tout propos de l'arsenal chirurgical avec lequel on coupe les bras, les jambes, les oreilles, le nez et la langue de ceux qui sont mal appris ou qui ne sont pas sages. Cette frayeur ne dure pas longtemps, il est vrai, mais il est des enfants tellement impressionnables qu'ils ont de véritables convulsions quand le médecin se présente pour les soigner.

Médicaments.

On sera très prudent dans l'administration de certains médicaments qui ne doivent être donnés que sur la prescription du médecin. Il y en a qui sont inoffensifs pour les adultes, même à dose relativement élevée, et qui tuent les enfants à très petite dose. On connaît de nombreux cas d'empoisonnement avec une ou deux gouttes de laudanum même en lavement. Quand on aura des potions à faire prendre à l'intérieur, il sera très sage de les placer dans un endroit spécial et de les tenir isolées des médicaments destinés à l'usage externe. On ne compte plus le nombre des méprises suivies de mort pour avoir, dans un moment de trouble ou pendant la nuit, dans le demi-sommeil des veillées successives, administré à la place d'un médicament interne des poisons violents, tels que l'acide phénique, la teinture d'iode, le sublimé en solution ou le laudanum pur.

Ustensiles servant aux malades.

Tous les objets : verres, tasses, bols, cuillers, fourchettes, etc., qui servent aux malades, doivent être nettoyés avec soin dès qu'ils ont servi et placés ensuite sous un linge bien propre. Les flacons contenant les potions, les sirops, les boissons, les collutoires, etc., doivent être recouverts d'un cornet en papier ou coiffés de notre Paramicrobe, parce que les poussières qui se déposent et s'accumulent toujours sur les bords de leur goulot, entraînées avec les liquides à mesure qu'on les verse, sont absorbées par les malades et produisent des fermentations qui ne peuvent que compliquer et aggraver les accidents morbides en voie d'évolution, surtout quand il s'agit d'infections gastro-intestinales.

On ne mélangera aucun médicament avec le lait, parce qu'il peut en résulter des adultérations assez répugnantes pour en dégoûter l'enfant, qui doit en faire sa boisson et sa nourriture principale pendant le plus long temps possible.

APPENDICES

Choléra infantile. — Choléra nostras.

Traitement d'urgence. Prophylaxie.

Le choléra infantile et le choléra nostras, caractérisés par quatre symptômes cardinaux : les vomissements, la diarrhée, les coliques douloureuses et les crampes, se développent particulièrement pendant la période caniculaire de l'année et chez les sujets dont l'appareil digestif ne jouit pas d'une parfaite intégrité. Il est indispensable que le traitement de cette affection, redoutable surtout par la rapidité foudroyante de son évolution, soit connu de tous; il faut que chacun ait présentes à l'esprit les notions d'hygiène dont l'application est tellement utile, dès les premières atteintes du mal, que la vie des malades en dépend. Il est souvent matériellement impossible d'avoir assez vite les secours médicaux pour qu'ils soient efficaces; car la maladie, négligée ou mal soignée, peut devenir mortelle dans le court espace de quelques heures. Il eût suffi de soins très simples, à la portée de tout le monde, pour enrayer le mal, soutenir le malade, et donner au médecin le temps d'apporter le concours de son expérience et de sa science. Au lieu de cela, par ignorance, imbus de vieux préjugés ou entraînés par de funestes habitudes, les parents du malade font tout pour aggraver son mal.

Prenons comme exemple un enfant nourri au sein ou au biberon : le voilà pris, généralement pendant la nuit, de vomissements et de diarrhée. Que fait la nourrice? Après chaque vomissement, après chaque crise de diarrhée, comme l'enfant devient pâle et paraît avoir mal d'estomac, pour ne pas le laisser mourir de faim ou tomber en défaillance, elle lui donne vite le sein ou le biberon, parfois même de l'eau des Carmes ou du sirop d'éther; l'enfant, dévoré par la soif, avale gloutonnement tout ce qu'on lui présente et ne tarde pas, bien entendu, à tout rejeter; la même erreur est commise une deuxième, puis une troisième et même une quatrième fois, jusqu'à ce que le nourrisson devenu très gravement malade par l'énorme quantité de liquide qu'il a rendue, les yeux excavés, les traits tirés, le teint blême ou ardoisé, amaigri d'un ou de deux kilos dans l'espace de quelques heures, on court chez le médecin, qui arrive souvent beaucoup trop tard pour que son intervention soit réellement profitable au petit malade.

S'agit-il d'un enfant plus âgé, de deux à douze ans, ou même d'un adulte, les mêmes fautes sont commises : dès qu'apparaissent les vomissements et la diarrhée, en avant le bouillon gras, le lait, le vin vieux, l'eau des Carmes, l'eau de noix, le cognac, et tous les prétendus reconstituants qui n'ont d'autres vertus que d'imprimer un nouvel essor à la violence de la maladie et d'augmenter notablement la faiblesse du malade. Que faire alors?

Avant tout, s'abstenir des pratiques funestes que nous venons de mentionner. Établir la diète hydrique, c'est capital; c'est-à-dire ne donner que de l'eau ou des infusions légères. La diète, d'ailleurs, peut être supportée sans danger pendant vingt-quatre heures. Chez les petits enfants, supprimer la tétée; pour calmer la soif et arrêter les vomissements, donner tous les quarts d'heure une cuillerée à soupe de thé froid et même glacé si les phénomènes persistent, sucré ou non, pur ou additionné d'une cuillerée à café de punch au rhum par grand verre de thé.

Aux malades de la deuxième enfance et aux grandes personnes, on peut donner des fragments de glace gros comme des amandes, et du thé à la dose d'une demi-tasse toutes les trente minutes. Placer sur l'estomac une vessie contenant de la glace pilée, en ayant soin d'appliquer directement sur la peau une serviette-éponge simple, sans être pliée, pour que la glace ne provoque pas la congélation des tissus cutanés. A défaut de vessie, se contenter provisoirement d'une poche de toile ou d'un simple mouchoir, qu'on utilise sous forme de vessie. Pour remplir cette indication, il faut un morceau de glace gros comme une noix pour les tout petits enfants, comme un œuf de poule pour ceux de deux à douze ans, et comme une orange pour les adultes. La renouveler dès qu'elle est fondue.

Pour la diarrhée, faire un lavage de l'intestin avec un lavement d'eau bouillie contenant une cuillerée à café d'acide borique ou de sel de cuisine par litre d'eau, donné dans les conditions suivantes :

Pour les enfants au sein, un verre d'eau ; pour ceux de la deuxième enfance, 300 à 500 grammes du même liquide, et pour les adultes un litre au minimum. Si le malade est chaud, particulièrement aux membres, l'eau du lavement doit être plutôt froide ; si, au contraire, il a déjà subi un certain refroidissement, ce qui arrive à la période grave de la maladie, donner le lavement chaud, à 38°.

Pendant que certaines personnes de l'entourage administrent ces soins d'urgence, les autres pratiquent des frictions sur les membres avec de l'alcool camphré ou de l'eau sédative ou même de l'eau des Carmes, et préparent de l'ouate pour envelopper les membres du malade, et de bonnes couvertures de laine pour le couvrir.

En résumé, en présence d'un malade, grand ou petit, atteint de vomissements ou de diarrhée : diète alimentaire absolue; agents physiques froids par l'estomac (thé froid, glace); agents de caléfaction à l'extérieur (frictions alcoolisées, enveloppement ouaté et même bouteilles remplies d'eau chaude). Froid à l'intérieur, chaleur à l'extérieur.

Comme médication pharmaceutique, on peut aussi, avec beaucoup d'utilité, administrer la potion suivante, que tout préparateur peut délivrer sans ordonnance, car elle est d'une parfaite innocuité.

Chez les enfants au sein :

Acide lactique.	0 gr. 50.
Sirop de framboises.	10 grammes.
Eau distillée bouillie	40 —

(Par cuillerée à café toutes les heures.)

De deux à douze ans :

Élixir parégorique	XX gouttes.
Sirop de framboises	30 grammes.
Eau distillée bouillie.	90 —

(Par cuillerée à café toutes les heures.)

Adultes :

Élixir parégorique.	5 grammes.
Acide lactique	5 —
Sirop de framboises.	100 —
Eau distillée bouillie	900 —

(Par tasse toutes les demi-heures.)

Voilà un ensemble de moyens d'une simplicité extrême, que chacun peut appliquer avec une précision absolue, et qui peuvent rendre les plus grands services. Sous leur influence, la maladie s'arrête généralement; même dans les cas très graves, elle a pu être enrayée et il a été possible d'attendre l'arrivée de l'homme de l'art, qui seul peut entrer en lutte avantageusement contre les formes les plus meurtrières, grâce aux merveilleux agents que la thérapeutique moderne met à sa disposition : je veux dire le calomel, le lavage de l'estomac, les injections sous-cutanées de caféine, d'éther, d'huile camphrée, de sérum artificiel; les inhalations d'oxygène, les grands bains froids ou chauds, selon les indications du moment, etc.

Avant de terminer, nous rappellerons qu'il est facile de se soustraire aux atteintes de cette redoutable affection en observant pendant les grandes chaleurs les règles diététiques suivantes :

Eviter les excès de toute sorte, manger et boire avec modération, s'abstenir de fruits verts et avariés; ne pas abuser des boissons glacées; si l'on se met à table sans appétit, se contenter d'une tasse de thé ou de bouillon léger; le lendemain, l'estomac sera mieux disposé et l'on aura évité presque à coup sûr une grave indisposition. Les boissons peuvent et doivent être absorbées en plus grande quantité que d'habitude, en raison de la perte considérable de liquide que la transpiration fait subir à l'organisme; les meilleures et les plus inoffensives sont : l'eau bouillie, les eaux minérales gazeuses, la limonade; les sirops de gomme, d'orgeat, de grenadine, de groseille, de framboise, étendus d'eau simple, d'eau minérale ou d'eau de Seltz. L'alcool, le vin pur, toutes les liqueurs fortes sont nuisibles, surtout chez les nourrices dont le lait se charge d'alcool et détermine chez les nourrissons des troubles morbides divers immédiats, généralement graves et très rebelles.

Enfin, ne pas oublier que les plus légères indispositions, surtout les vomissements et la diarrhée, doivent être soignés énergiquement et sans retard.

Précautions à prendre pour changer le linge de corps dans le cours des maladies.

Est-il prudent de changer le linge de corps des malades, enfants ou adultes, qui transpirent abondamment, et ne risque-t-on pas, durant cette opération, d'aggraver leur état en les exposant à l'action de l'air froid?

Il est indispensable de changer le linge de corps imbibé de sueur, deux ou trois fois par jour, suivant l'intensité de la transpiration. Cette substitution de linge, partielle ou totale, selon les cas, n'expose le malade à aucun danger quand elle est pratiquée avec certaines précautions que nous allons indiquer.

Il existe un certain nombre de maladies qui ne permettent pas de changer tout le linge de corps. Cette impossibilité est réalisée : par le rhumatisme articulaire aigu généralisé, qui rend extrêmement douloureux les moindres mouvements ; par les hémorragies, qui nécessitent une immobilité absolue, et par tous les états morbides très graves dans lesquels la syncope se produit sous la plus légère influence. Dans ces circonstances, si le malade ne transpire pas, il suffit de lui faire, une fois par jour, avec un fragment de flanelle sèche ou imbibé d'alcool, une friction sur les parties antérieures et latérales du corps : poitrine, cuisses, jambes ; mais jamais sur l'abdomen, dans les cas de fièvre typhoïde ou d'affections du ventre. Si le malade transpire abondamment, on l'essuiera de temps en temps avec une serviette-éponge sèche et chaude sur les mêmes parties et, pour empêcher le linge de corps de s'imbiber de sueur, on appliquera directement sur la peau une ou plusieurs pièces de flanelle couvrant la poitrine, le ventre et les jambes, et qu'on remplacera trois ou quatre fois par jour par d'autres qui auront séché au soleil ou devant le feu de la cheminée. Quand le malade, sans trop de souffrances, peut se retourner et s'asseoir dans son lit, il est nécessaire en même temps que facile de changer son linge de corps tous les jours et même plusieurs fois par jour sans l'exposer au refroidissement. Il faut pour cela, comme dans le cas précédent, l'essuyer avec une serviette-éponge chaude qu'on glisse sous sa flanelle devant d'abord, puis dans la partie postérieure du corps, après l'avoir fait asseoir; on applique ensuite deux serviettes chaudes, l'une en avant, l'autre en arrière, on les fixe l'une à l'autre sur chaque épaule du malade à l'aide d'une épingle de nourrice, et on peut alors, sans le moindre risque, procéder à l'enlèvement et au remplacement du linge mouillé.

Hémorragies.

Les hémorragies comportent des dangers tellement sérieux qu'elles peuvent quelquefois occasionner la mort en quelques minutes, si on ne parvient pas à les arrêter ou tout au moins à les modérer immédiatement. On a le temps de perdre tout son sang par une plaie artérielle avant d'avoir trouvé un médecin. Il est donc capital de connaître les moyens d'entraver la perte totale de ce liquide précieux. La connaissance de ces moyens est accessible aux intelligences les plus ordinaires et leur application n'exige nullement des aptitudes chirurgicales spéciales, sauf, bien entendu, pour le traitement des hémorragies internes.

Les hémorragies nasales (épistaxis), celles des membres, celles des régions superficielles, les hémorragies veineuses et variqueuses, et même, dans une certaine mesure, les hémorragies utérines, peuvent être modérées par tous ceux qui, avec une petite dose d'énergie, possèdent le désir de se rendre utiles à leurs semblables.

Des divers procédés en usage pour arrêter les hémorragies que nous venons de mentionner, les suivants sont les plus simples et les plus pratiques.

Hémorragies nasales. — Appliquer sur le front un cataplasme fait avec les feuilles et les tiges d'ortie pilées. Faire aspirer comme une prise de tabac de la poudre de feuilles de serpolet. Pratiquer dans la narine qui saigne une irrigation d'eau chaude à 45 ou 50° à l'aide d'une seringue ou d'un irrigateur.

Quand le foyer de l'hémorragie est constitué, ce qui est fréquent, par une veine variqueuse rompue située sur la partie cartilagineuse de la cloison nasale, c'est-à-dire en avant, il suffit quelquefois de pincer le nez entre le pouce et l'index pour arrêter complètement l'écoulement sanguin ; d'autres fois, on arrive au même résultat en appliquant sur ce même foyer et pendant une minute environ l'extrémité d'un crayon de nitrate d'argent *(fig. 15)*.

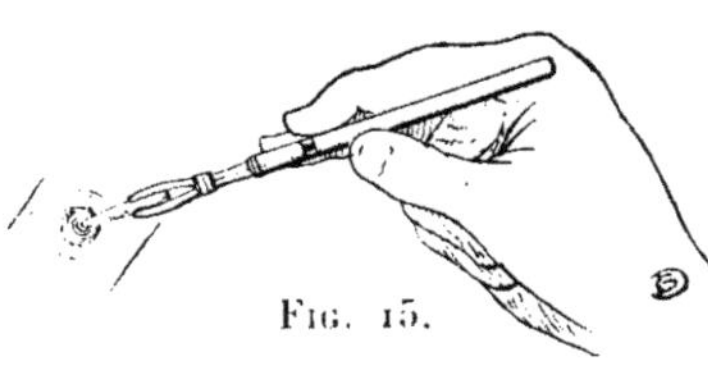

Fig. 15.

Enfin, quand ces différents moyens ont échoué, on prend un tampon de coton hydrophile, du volume du pouce et de la même longueur, légèrement tassé et entouré d'un fil qui servira à le retirer; on le recouvre d'une couche de vaseline boriquée et on l'introduit tout entier dans la fosse nasale en le poussant non point en haut, vers la racine du nez, mais en arrière, parallèlement à la voûte du palais.

Un bain de pieds, chaud, avec une poignée de farine de moutarde ou des applications de sinapismes sur les membres inférieurs complètent le traitement des hémorragies nasales. Les sujets qui en seront affectés resteront assis, la tête élevée.

La thérapeutique des hémorragies nasales me conduit à dire un mot d'un traitement du coryza que j'ai imaginé depuis 1896 et dont les effets immédiats et durables lui donnent droit à une mention spéciale. On sait combien le coryza est une affection dangereuse pour les petits enfants qui tettent et qui respirent avec des difficultés extrêmes, quand leur nez est devenu imperméable à l'air, par suite du boursouflement de sa muqueuse. Les adultes eux-mêmes ont beaucoup à souffrir du simple rhume de cerveau.

J'ai expérimenté tous les traitements classiques du coryza : poudres nasalines diverses, injections et irrigations antiseptiques, sans obtenir de résultats satisfaisants, alors que j'ai guéri tous mes enrhumés dociles qui ont bien voulu faire deux ou trois fois par jour un pansement de leurs cavités nasales avec un porte-tampon formé d'une paille de balai recouverte d'une couche d'ouate hydrophile enduite avec la pommade composée d'après la formule suivante :

Chlorhydrate de cocaïne.	0 gr. 25
Acide borique.	2 grammes.
Vaseline.	30 —

Le porte-tampon est introduit dans les fosses nasales en suivant la direction que montre la figure 16, et promené sur la surface de la muqueuse par un mouvement plusieurs fois répété d'entrée et de sortie. Le tampon d'ouate occupera, sur la tige, 10 à 12 centimètres de longueur, afin qu'il soit maintenu à son extrémité entre

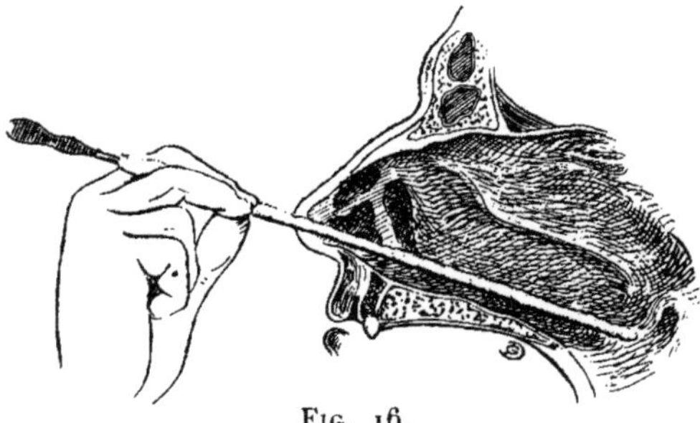

FIG. 16.

le pouce et l'index et qu'il ne reste pas dans le nez quand on voudra le retirer. On peut *sans aucun inconvénient* le faire pénétrer de 8 à 10 centimètres dans la cavité du nez. Ce traitement convient également aux nourrissons et aux adultes.

HÉMORRAGIES DES MEMBRES RÉSULTANT D'UNE PLAIE PAR ARME A FEU OU PAR UN INSTRUMENT OU CORPS TRANCHANT. — Avant tout, appliquer un doigt (*fig. 17*), deux doigts ou toute la main sur la plaie (*fig. 18*), selon son étendue, et presser énergiquement. Si la plaie est trop large pour qu'on puisse l'embrasser dans toute sa surface, exercer la pression dans les points d'où le sang paraît sourdre avec le plus d'abondance. On se rend maître ainsi très facilement de l'hémorragie, et si le

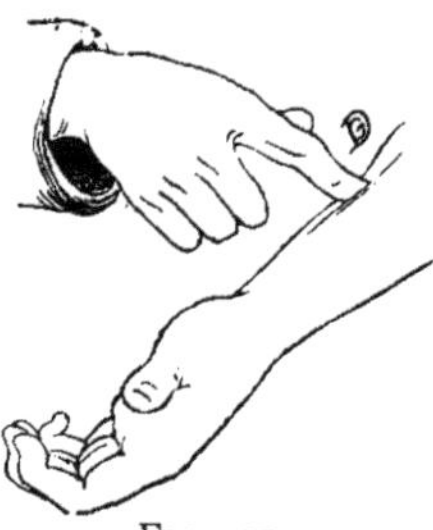

FIG. 17.

vaisseau ouvert est de petit calibre, un bandage serré peut en empêcher définitivement le retour. Si, toutefois, la perte de sang continue, on fait relever le membre blessé par un aide, tandis qu'un second assistant le serre vigoureusement à sa racine avec le premier lien venu, corde, serviette, bretelle, etc.

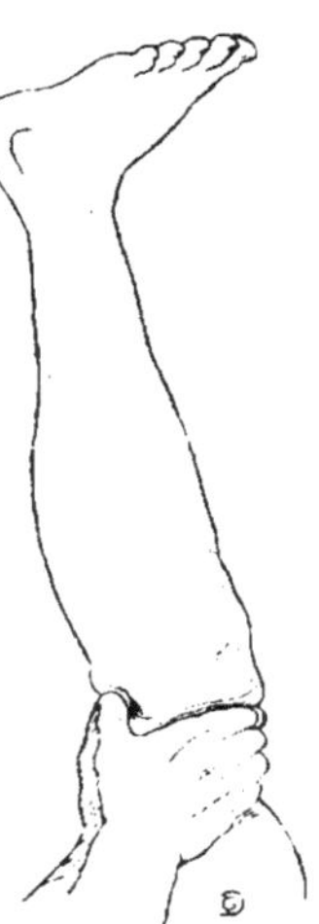

Fig. 18.

Les hémorragies veineuses s'arrêtent rapidement par la compression digitale ou une bande serrée énergiquement.

On applique le même traitement aux hémorragies des régions superficielles.

Piqûres de sangsues. — La piqûre des sangsues s'accompagne quelquefois d'une perte de sang qui devient inquiétante par sa continuité et que n'arrètent ni l'amadou, ni le perchlorure de fer. La compression avec l'extrémité du doigt, prolongée pendant une demi-heure ou une heure, réussit généralement à la tarir *(voir fig. 17)*. Si le foyer hémorragique est placé sur un membre, l'application d'un tampon d'ouate ou de toile fortement comprimé par une bande roulée peut encore donner un très bon résultat. Il en est de même de l'application sur la plaie de l'extrémité d'un crayon de nitrate d'argent pendant quatre cinq à minutes *(voir fig. 15)*. Quand ces divers moyens ne réussissent pas, le médecin arrête l'hémorragie à coup sûr et brusquement en saisissant un des bords de la plaie avec les mors d'une pince à *forcipressure* à laquelle il imprime ensuite un léger mouvement de torsion, ou bien encore en transperçant la peau à deux ou trois millimètres au-dessus et au-dessous de la piqûre avec une épingle ordinaire stérilisée à la flamme de la lampe à alcool, et en passant sous les deux extrémités un fil qui est serré et fixé par un double nœud *(fig. 19 et 20)*.

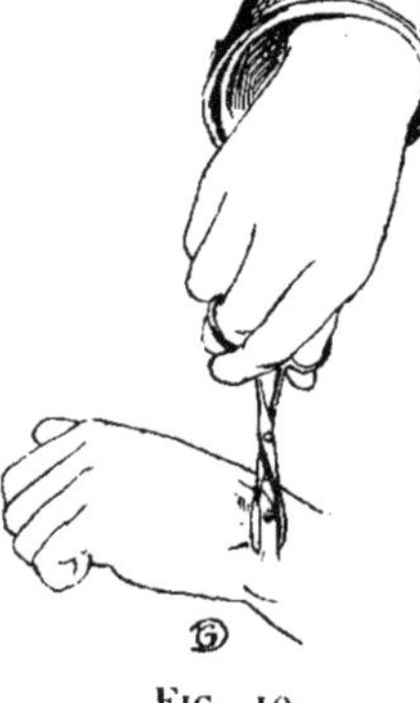

Fig. 19.

Hémorragies utérines. — Quant aux hémorragies utérines, qui peuvent devenir mortelles en quelques minutes, il faut tenter d'en atténuer l'importance et la gravité en plaçant la malade sur un plan incliné, la tête et le tronc très bas, le siège relevé, et en pratiquant, avec l'extrémité des doigts ou avec la main appliquée à plat et profondément, la compression de l'aorte abdominale au niveau de la région comprise entre le pubis et l'ombilic. Cette compression sera continuée jusqu'à l'arrivée du médecin *(fig. 21)*.

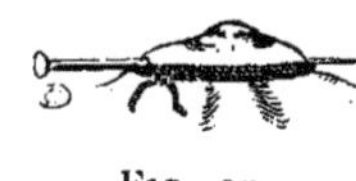

Fig. 20.

Syncope.

La syncope est la suspension passagère et fugace en général, mais quelquefois définitive, des manifestations de la vie matérielle et psychologique par suite de l'arrêt du cœur.

Le sang cesse de circuler et de s'oxygéner dans la syncope et, n'étant plus maintenu dans les parties supérieures du corps par le cœur, dont les parois sont en état de relâchement, il abandonne le cerveau et le bulbe, qui renferment : le premier, tous les centres psychiques, sensitifs et moteurs ; et le second, ceux de la respiration et de la circulation. Ce défaut d'irrigation sanguine cérébrobulbaire devient un danger redoutable s'il se prolonge au delà de quelques minutes, et pour le faire cesser il est indispensable de favoriser le retour du sang vers les centres essentiels de la vie, qui se raniment à son contact vivifiant, reprennent la direction de la machine si délicate et si complexe placée sous leur commandement et trans-

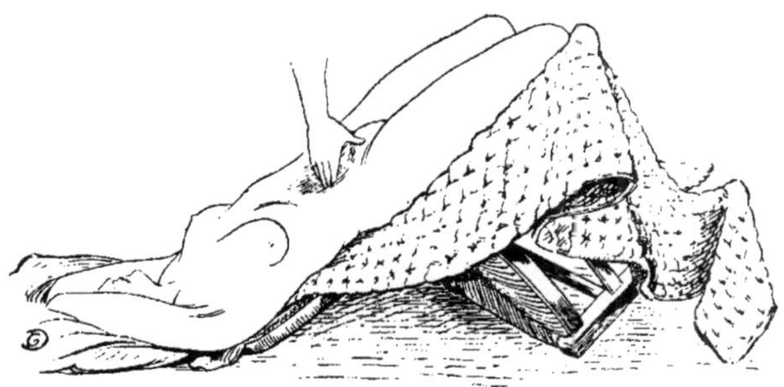

FIG. 21.
Position anti-hémorragique sur le dossier d'une chaise renversée garni d'une couverture. (Procédé de l'auteur.)

mettent au cœur et aux poumons, par le nerf pneumo gastrique, l'ordre de reprendre le jeu régulier de leurs importantes fonctions.

Le moyen le plus sûr et le plus rapide dans ses effets pour rappeler le sang vers le cerveau consiste à coucher immédiatement le malade et à placer sa tête dans une position déclive. On ne doit pas se montrer difficile quant au choix de l'endroit sur lequel doit être étendu le malade, et, si celui-ci se trouve dans la rue, on n'hésite pas à le coucher sur le sol, même quand on n'a pas de couverture pour le protéger contre les souillures de la boue. Quelques flagellations avec la main sur les joues et l'élévation des membres, en faisant affluer le sang vers le cerveau, rappellent vite le malade à la vie; quand il a repris ses sens, on lui donne à boire comme cordial un petit verre de punch au rhum ou au cognac, et lorsque son malaise ne se dissipe pas entièrement, on l'enlève, en laissant à sa tête sa position déclive, on le transporte en voiture à son domicile, s'il est hors de chez lui, on le couche dans son lit et on appelle le médecin. Si le sujet qui tombe en syncope se trouve assis sur une chaise ou dans un fauteuil, le plus

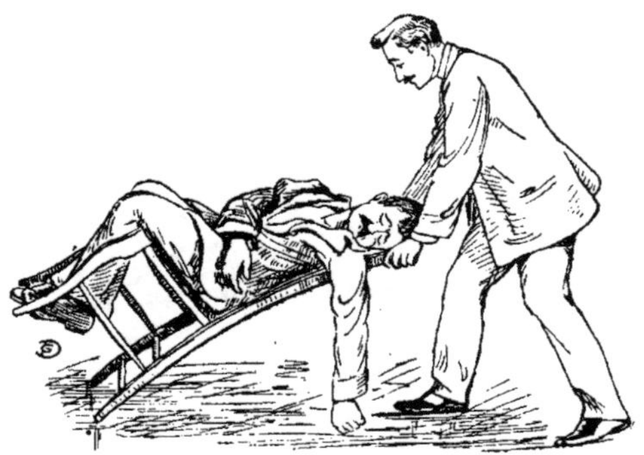

FIG. 22.

court est de saisir le dossier du siège et de l'incliner fortement en bas et en arrière *(fig. 22)*.

Pendant qu'on exécute ces diverses manœuvres, une des personnes présentes, s'il y en a, s'occupe de déboutonner col de chemise, gilet et pantalon et, de ses mains largement ouvertes elle imprime au thorax, toutes les deux ou trois secondes, des mouvements de retrait et d'expansion dans le but de rétablir les mouvements respiratoires.

Mode d'administration des médicaments.

A peu près tous les médicaments, sauf le calomel et les purgatifs, peuvent être administrés généralement au commencement, pendant ou à la fin du repas. Cette remarque s'entend pour les produits pharmaceutiques que le médecin ordonne de prendre *au repas,* des indications précises et formelles étant spécifiées à l'entourage quand il y a intérêt à les donner à certains moments de la journée plus ou moins éloignés des repas. Les médicaments désagréables seront pris de préférence au milieu du repas, leur mauvais goût se dissipant sous l'influence des boissons et des aliments qui seront absorbés après eux.

Dans le cours des maladies aiguës, quand le malade ne prend pour toute nourriture que des liquides, lait, bouillon ou tisanes, non seulement il est inutile de laisser s'écouler un intervalle de demi-heure ou d'une heure avant ou après l'ingestion de ces liquides pour donner les médicaments, mais il est encore préférable de les administrer en même temps, à moins d'indications spéciales de la part du docteur. Ce mode d'administration, qui ne diminue en rien l'efficacité des substances médicamenteuses, a le grand avantage d'atténuer leur action irritante sur la muqueuse de l'estomac en les diluant dans une certaine quantité de liquide. Cette observation est si vraie que tous les praticiens expérimentés recommandent presque toujours de faire prendre chaque cuillerée de potion dans une tasse de tisane.

Au repas, les potions et les sirops peuvent être pris en nature, les boissons habituelles suffisant pour corriger leurs propriétés irritantes ou caustiques.

Position à faire occuper aux personnes qui prennent une purgation et à celles qui sont exposées aux vomissements ou qui vomissent.

La situation des orifices de l'estomac démontre que le vomissement doit être notablement favorisé quand le malade est couché sur le côté gauche (*fig. 23*). Dans cette position, comme l'indique la figure, l'orifice du cardia se trouve sur un plan inférieur à celui qu'occupe le pylore, de telle sorte que les liquides de l'estomac, par le fait seul de la pesanteur, ont plutôt tendance à remonter vers la bouche qu'à s'écouler dans l'intestin. Cette disposition anatomique est la raison principale de la gêne et de la souffrance que beaucoup de personnes ressentent quand elles se couchent sur le côté gauche pendant les premières heures du sommeil, souffrances que la plupart attribuent à une maladie du cœur, mais bien à tort, puisque ces symptômes inquiétants disparaissent vers deux ou trois heures du matin, quand l'estomac est entièrement vidé.

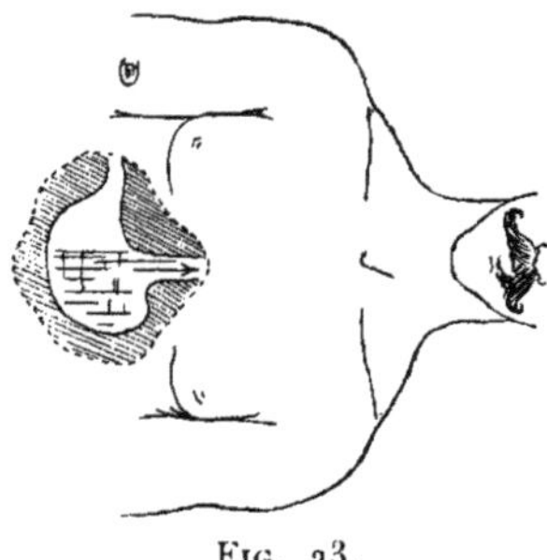

Fig. 23.

De ces considérations, il est facile de conclure que la situation la plus favorable pour conserver une purgation et pour éviter les vomissements glaireux, bilieux ou alimentaires, est celle du sujet restant dans la station debout ou couché sur le côté droit (*fig. 24*). Cette position sera gardée pendant une heure environ après l'absorption d'un purgatif.

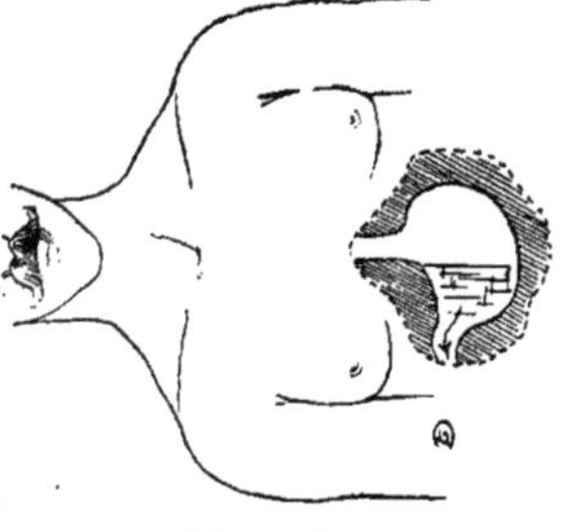

Fig. 24.

Chez quelques sujets, l'intolérance de l'estomac pour les purgatifs et pour certains médicaments tient à une excitabilité très grande de leur muqueuse gastrique qu'ils peuvent rendre plus tolérante en suçant, un quart d'heure avant l'absorption du purgatif, une pastille de cocaïne ou en mastiquant une ou deux feuilles de coca et en avalant la salive.

Lavements.

Il est peu d'enfants qui acceptent sans protestations bruyantes le remède favori à M. Purgon. Il est vrai que cette sorte d'empalement, sans ressembler en rien, au point de vue de la douleur et des effets, à celui des Chinois, ne produit cependant aucune sorte de sensation assez agréable pour le faire préférer au jeu de la poupée ou au guignol. Cela tient aux instruments trop primitifs dont on se sert encore aujourd'hui pour les administrer. La vessie de porc munie d'une tige cylindrique creuse faite d'un fragment de sureau ou de roseau, la seringue en étain avec un piston en bois recouvert d'étoupes, ont été très avantageusement remplacées par la fontaine en tôle émaillée, l'Eguisier, l'Alpha ou l'Enema; mais la canule n'a pour ainsi dire subi aucun perfectionnement, et si son extrémité n'est plus aussi aiguë que celle de nos vieilles épées de combat, et malgré sa forme cylindro-conique ou olivaire, elle est encore trop rigide pour ne pas provoquer une douleur vive à laquelle les enfants essaieront toujours de se soustraire. Pour éviter ce désagrément sérieux et rendre le lavement sinon agréable, au moins très supportable, il suffira d'adapter à la canule une sonde molle en caoutchouc rouge qu'on graissera avec de l'huile ou de la vaseline avant de l'introduire dans le rectum, en partie ou en totalité. Cette introduction, particlle ou totale, ne comporte ni souffrances, ni danger, la sonde n'étant ni plus grosse ni moins souple que certains vers intestinaux qui séjournent pendant des semaines dans l'intestin des enfants. Le lavement avec la sonde a aussi le grand avantage, en remontant plus haut, de rendre le lavage intestinal plus complet et, partant, plus efficace.

Température de la teinture d'iode pour les applications externes.

La teinture d'iode, surtout en hiver, ne doit pas être employée à la température du milieu ambiant, surtout quand on doit l'appliquer sur de grandes surfaces, parce qu'elle produit un refroidissement très sensible qui peut nuire au malade. Il est prudent, avant de s'en servir, de la faire tiédir en plongeant pendant quelques minutes, dans de l'eau chaude, le flacon qui la contient. On ne passera jamais, dans la même séance, plus de deux ou trois couches de teinture d'iode, et on se gardera bien d'en imbiber soit un morceau de flanelle, soit un tampon d'ouate, pour l'appliquer ensuite sur la région malade; car ce mode de révulsion provoque des douleurs intolérables et peut produire de larges plaies très longues à guérir.

Empoisonnements. — Soins à donner. Contrepoisons.

Les conseils qui suivent ne sont pas destinés à supprimer le rôle du médecin, qui est toujours utile et souvent indispensable, mais simplement à le suppléer en cas d'éloignement ou d'absence.

ACIDES : AZOTIQUE, CHLORHYDRIQUE, SULFURIQUE. — Faire absorber une solution alcaline quelconque à base de soude, de potasse ou de chaux : eau de chaux, eau tenant en suspension ou en dissolution 15 grammes de bicarbonate de soude ou de potasse ou, à défaut de ces deux sels, quatre cuillerées à soupe de cendres de bois qui renferment toujours des sels de soude et de potasse. Un demi-litre de l'une de ces solutions, administré par tasse, toutes les dix minutes, n'est pas de trop. Deux heures après l'absorption du contrepoison : boissons émollientes, adoucissantes, gommeuses ou mucilagineuses; tisane de graine de lin, d'orge, de chiendent, ou bien émulsion huileuse préparée avec un grand verre d'huile d'olive qu'on incorpore à un litre d'eau en agitant énergiquement le mélange.

Calmer les douleurs avec une injection de morphine de un centigramme et, en cas de syncopes : injections d'éther ou de caféine : 1 gramme d'éther; 25 centigrammes de caféine.

Alcalis : Ammoniaque, chaux, potasse, soude.

Faire absorber un litre d'eau acidulée avec un verre de vinaigre ou le jus d'un citron ou 10 grammes d'acide citrique ou tartrique. Lavages de la bouche et gargarismes avec une solution contenant 20 grammes de chlorate de potasse pour 1,000 grammes d'eau.

Alcool. — Faire boire en trois fois, à vingt minutes de distance, un verre d'eau sucrée contenant X gouttes d'ammoniaque ou 10 grammes d'acétate d'ammoniaque.

Si l'état du malade est trop grave : vomitif[1] ou lavage de l'estomac; lavement purgatif avec une décoction de

[1] On fait vomir le malade à l'aide d'un gramme d'ipéca délayé dans un verre d'eau tiède qu'on administre en trois fois, à dix minutes de distance, jusqu'à effet.

15 gr. de feuilles de séné dans un demi litre d'eau et une cuillerée à soupe de sel de cuisine. La décoction ne demande que dix minutes d'ébullition.

Chaleur aux extrémités, frictions énergiques des membres; infusions fortes de café ou de thé, inhalations de vapeurs d'ammoniaque.

Arsenic. — Faire vomir ou laver l'estomac; administrer ensuite, par tasse toutes les demi-heures, un litre d'eau tenant en suspension une cuillerée à soupe de magnésie calcinée ou bien un litre d'hydrate de peroxyde de fer. Deux heures après, boissons émollientes, cataplasmes laudanisés sur le ventre; morphine pour calmer les douleurs trop vives ou stimulants (café, cognac, éther) pour combattre la faiblesse.

Acide cyanhydrique et eau de laurier-cerise. — Faire vomir ou laver l'estomac; faire respirer du chlorure de chaux imbibé d'eau vinaigrée; café ou thé à fortes doses.

Benzine. — Vomitif ou lavage de l'estomac. Un verre d'eau sucrée avec X gouttes d'ammoniaque ou dix grammes d'acétate d'ammoniaque et XX gouttes de teinture de belladone, qu'on fait prendre par cuillerée à soupe toutes les heures.

Champignons (muscarine). — Vomi-purgatif : poudre d'ipéca 1 gramme, sulfate de soude 20 grammes, dans un verre et demi d'eau tiède, à faire prendre en trois fois à un quart d'heure de distance. Quelques minutes après le vomissement, donner deux grands verres de café avec vingt gouttes de teinture de belladone et trois cuillerées à café de bon cognac ou de rhum. Chaleur aux extrémités, frictions sur les membres avec eau-de-vie camphrée ou eau des Carmes. Cataplasmes laudanisés sur le ventre.

Chlorure de chaux (eau de javel). — Vomitif avec un gramme de poudre d'ipéca dans un verre d'eau tiède, à faire prendre en trois fois à dix minutes de distance. Ensuite, eau albumineuse préparée avec un blanc d'œuf battu dans un litre d'eau sucrée et aromatisée avec une cuillerée à soupe d'eau de fleurs d'oranger : une tasse chaque demi-heure. Potion avec 2 grammes d'hyposulfite de soude dans 130 grammes d'émulsion gommeuse : par cuillerée à soupe toutes les deux heures.

Extrait de saturne. — Voir Plomb.

Iode. — Deux grands verres d'eau amidonnée avec deux cuillerées à soupe d'amidon, de farine de riz ou de froment; puis vomitif, et enfin boissons émollientes.

Laudanum de Sydenham ou de Rousseau. — Vomitif; faire boire un verre d'eau additionnée de 2 grammes de tanin; café noir; frictions; sinapismes; exercice pour éviter le sommeil.

Mercure. — Vomitif; eau albumineuse (voir Chlorure de chaux); injection de morphine (1 centigramme) contre la douleur; de caféine ou d'éther contre la faiblesse.

Moules. — Vomitif; puis infusion forte de thé ou de café et deux ou trois cuillerées à café de sirop d'éther.

Nitrate d'argent (pierre infernale). — Faire absorber le plus rapidement possible un verre d'eau salée avec une cuillerée à soupe de sel de cuisine pour donner naissance à un sel insoluble et inoffensif, le chlorure d'argent; quatre à cinq minutes après, vomitif avec ipéca; quand le malade a vomi, tisanes émollientes, eau albumineuse et lait.

Acide oxalique. — Craie en poudre, magnésie calcinée, chaux éteinte pulvérisée : une cuillerée à soupe de l'une ou de l'autre dans un demi-litre d'eau qu'on fait prendre par tasse à demi-heure d'intervalle.

Deux heures après ces soins, 30 grammes d'huile de ricin. Éviter potasse, soude et ammoniaque, qui formeraient des oxalates très nuisibles.

Oxalate de potasse (sel d'oseille). — Les contrepoisons ne sont plus ceux de l'acide oxalique. Administrer toutes les demi-heures un quart de verre d'une solution composée de deux verres d'eau et de 20 grammes de chlorure de calcium ou de magnésium. Après, boissons émollientes et cataplasmes laudanisés sur le ventre.

Plomb (extrait de Saturne, minium, céruse). — Vomitif, et après évacuation faire boire par verre, toutes les heures, un litre d'eau tenant en solution 50 grammes de sulfate de soude ou de magnésie; puis, boissons émollientes et cataplasmes sur le ventre. Injection de morphine en cas de douleurs trop vives. Régime lacté pendant plusieurs jours et bains sulfureux.

Phosphore (allumettes phosphorées). — Vomi-purgatif d'abord (voir Champignons), puis faire boire par cuillerées à soupe toutes les deux heures une potion composée avec 2 grammes d'essence de térébenthine et 300 grammes de sirop de sucre, et dans l'intervalle, par demi-verres, un demi-litre d'eau tenant en suspension 10 grammes de magnésie calcinée. Dans la suite, régime lacté, boissons émollientes.

Pétrole. — Vomitif ou lavage de l'estomac, frictions des membres; chaleur aux extrémités; boissons excitantes : thé, café avec un petit verre de bon cognac.

Phénol, acide phénique. — Faire boire par tasse, tous les quarts d'heure, une bouteille d'eau chargée de sulfate de soude ou de magnésie (25 grammes de sel par 75 centilitres d'eau) pour donner naissance à des sulfovinates dépourvus de toxicité. Immédiatement après l'absorption totale de ce liquide, vomitif ou lavage de l'estomac, et ensuite, comme boisson, un demi-verre chaque demi-heure de la solution suivante :

Teinture de belladone.	XX gouttes.
Sucrate de chaux.	25 grammes.
Eau.	1,000 grammes.

en alternant avec des infusions de thé ou de café. Frictions; chaleur aux extrémités.

Tabac. — Vomitif. Potion composée avec 2 grammes de tanin et 100 grammes d'eau sucrée qu'on fait prendre par cuillerée à soupe toutes les heures, ou bien infusion d'écorce de chêne ou de café.

Térébenthine. — Vomitif; puis un verre d'eau purgative à base de sulfate de soude ou de magnésie (25 grammes dans un verre d'eau); cataplasmes laudanisés sur le ventre ou injection de morphine.

Secours immédiats à donner aux asphyxiés :

par le gaz d'éclairage; l'acide carbonique des cuves; les gaz méphitiques des égouts et des souterrains; des mines et des fosses d'aisances; par le froid; par submersion; par strangulation.

Gaz d'éclairage, acide carbonique, etc. — Ouvrir les fenêtres de la chambre ; si le sujet est étendu sur le sol ou sur le plancher, le relever et l'étendre sur un lit très élevé, l'acide carbonique, qui est plus lourd que l'air atmosphérique, s'accumulant dans les parties les plus basses. Quand l'asphyxie frappe un ouvrier travaillant dans une cuve ou une fosse d'aisances, un homme vigoureux, soutenu par des aides à l'aide d'une corde passée sous les bras, descend dans la cuve ou dans la fosse, et remonte le malade, auquel on applique le traitement suivant, qui convient dans tous les genres d'asphyxie ainsi qu'aux sujets qui ont été foudroyés par l'électricité :

Pratiquer la respiration artificielle en imprimant avec les deux mains des mouvements de retrait et d'expansion à la cage thoracique, à raison de seize à vingt pressions à la minute. Faire respirer de l'oxygène, de l'ammoniaque ou de l'acide acétique. Frictions des tempes, des lèvres et des narines avec de l'eau des Carmes, du vinaigre ou de l'alcool. Flagellations de la face, de la poitrine, des mains, des bras, des cuisses et des jambes avec l'extrémité d'une serviette imbibée d'eau froide, d'alcool ou de vinaigre. Lavement de café, de thé, de vin ou d'eau additionnée de trois cuillerées à soupe de rhum ou de cognac. Tractions rythmées de la langue.

Le médecin pratiquera, en outre, des injections sous-cutanées d'éther, de caféine ou même de cognac ; et la saignée, en cas de congestion.

Asphyxie par le froid. — Frictions énergiques sur tout le corps et soins comme dans les cas précédents, ou bien plonger le patient pendant vingt à trente minutes dans un bain à 32°, qu'on réchauffe progressivement dans l'espace de quinze minutes jusqu'à la température de 39 à 40°.

Asphyxie par submersion. — Débarrasser le malade de tous ses vêtements qu'on déchire et qu'on coupe au besoin pour aller plus vite; le coucher en l'inclinant sur un côté et pencher la tête du même côté pour faciliter l'écoulement de l'eau et des matières glaireuses; nettoyer la gorge et les fosses nasales avec un crayon muni d'un tampon d'ouate à son extrémité; pratiquer la respiration artificielle, des frictions chaudes sur les membres et administrer les mêmes lavements que dans l'asphyxie par les gaz.

Asphyxie par strangulation. — Couper le lien; appliquer des sinapismes sur les membres inférieurs, et soins comme ci-dessus.

Brûlures.

Les brûlures produisent des lésions quelquefois dangereuses; mais les désordres anatomiques qu'elles engendrent sont généralement plus douloureux que graves en raison des pansements multiples qu'ils nécessitent. Ces pansements sont toujours très pénibles à supporter, à cause des adhérences des tissus (coton, gaze, etc.) avec les surfaces malades sur lesquelles on les applique, et il devient presque impossible d'éviter au sujet de très vives souffrances, malgré les précautions, la douceur et la patience consacrées au nettoyage de ses plaies. Voici un pansement simple, efficace et facile, qui réduit dans les plus grandes limites possibles les douleurs du pansement :

Étendre sur la plaie une couche de la pommade suivante :

Chlorhydrate de cocaïne.	0 gr. 15.
Acide borique.	2 grammes.
Vaseline	30 —

Appliquer ensuite, immédiatement en contact avec la pommade et la plaie, une couche de toile imperméable dite protective, et pour rendre la compression moins pénible, recouvrir la toile protective d'une couche d'ouate, et fixer le tout à l'aide d'une bande roulée.

Le lendemain, on enlève le pansement d'une seule pièce, sans la moindre difficulté, sans souffrances, et sans déchirer le tissu cicatriciel en voie de formation, comme le fait se produit quand la gaze, la toile ou l'ouate sont en contact direct avec la plaie.

La toile protective met à l'abri de la douleur et active la guérison.

La pommade indiquée doit servir à faire au moins quatre à cinq pansements; et si, en raison de l'étendue des plaies, il en fallait une grande quantité, il serait indispensable de recommander au pharmacien de la préparer de telle façon que la dose cinq centigrammes de cocaïne ne soit pas dépassée à chaque pansement, cet alcaloïde pouvant déterminer des accidents à des doses quotidiennes supérieures à dix centigrammes.

On lave la plaie avec la décoction obtenue par l'ébullition, durant un quart d'heure, de cinq grammes de feuilles de coca et d'eucalyptus dans un litre d'eau. Si la brûlure siège sur le bras, l'avant-bras, la main, la partie inférieure de la jambe ou le pied, on l'immerge pendant vingt minutes dans la même décoction, et après l'avoir débarrassée de tous ses flocons séro-fibrino-purulents qui la tapissent et l'avoir délicatement essuyée à l'aide d'un linge fin, on applique une nouvelle couche de pommade et le même fragment de protective, qui peut servir plusieurs fois, à la condition qu'il soit bien lavé.

Piqûres.

Piqûres d'insectes : Abeilles, guêpes, frelons, fourmis.

Enlever délicatement le dard, quand il existe; serrer la peau vigoureusement entre les doigts afin de faire saigner la plaie résultant de la piqûre et d'exprimer le venin ; cautériser ensuite en appliquant un petit tampon imbibé de l'une des deux solutions suivantes :

Ammoniaque liquide	5	grammes.
Teinture d'arnica	5	—
Eau distillée	20	—

ou

Éther acétique	2	grammes
Eucalyptol	5	—
Teinture de pyrèthre.	10	—
Eau de Cologne.	15	—
Eau distillée	10	—

Morsures de serpents suspects et de vipère.

Lier le membre au-dessus de la blessure; débrider la plaie, l'exprimer avec les doigts ou la sucer avec la bouche, si on n'a pas d'érosion sur la muqueuse buccale; appliquer une ventouse si la muqueuse n'est pas intacte; cautériser ensuite au fer rouge, au thermocautère ou à l'acide phénique qui doit être employé avec précaution pour ne pas brûler inutilement les tissus voisins.

Injecter autour de la plaie quatre à cinq seringues de Pravaz de la solution indiquée par Kaufmann :

Permanganate de potasse.	0 gr. 10.
Eau distillée	100 grammes.

Ou mieux : 25 à 30 centimètres cubes de sérum antivenimeux, si on a la bonne fortune d'en avoir à sa disposition.

On peut laver la plaie avec une solution contenant 1 gramme d'hypochlorite de chaux et 50 grammes d'eau, et pratiquer sous la peau, autour de la plaie, quatre à cinq seringues de Pravaz de ce même liquide antiseptique.

Morsures de chiens.

Le traitement des morsures de serpents est aussi applicable aux morsures de chien ; mais si l'animal est atteint de la rage, il ne dispensera pas du traitement antirabique et, loin de le contrarier, il ne pourra qu'en favoriser les heureux effets.

PHARMACIE DE FAMILLE

Cette pharmacie comprend les médicaments nécessaires pour les soins urgents et ceux qui permettent de traiter les indispositions légères sans le secours immédiat du médecin.

Dans la nomenclature des produits pharmaceutiques qu'on va lire, il en existe un certain nombre qui seront exceptionnellement employés par les personnes dépourvues de connaissances spéciales en médecine ou en pharmacie, mais qu'il est cependant très utile d'avoir sous la main, dans certains cas pressants, afin que le médecin, dès son arrivée auprès du malade, puisse les administrer lui-même sans le moindre retard. Nous avons eu soin de choisir une place à part pour ces médicaments réputés dangereux, et dans notre pharmacie nous leur avons réservé un casier fermé par une porte munie d'une serrure dont la clef sera gardée par le chef de famille.

Nous ne considérons pas comme un réel danger la présence du laudanum, de la morphine, du sublimé, de la teinture d'iode ou de l'acide phénique dans la boîte aux médicaments, et nous estimons que le fusil, le revolver et le vitriol qu'on trouve dans toutes les maisons comportent des inconvénients aussi sérieux ; et que les malheureux condamnés au suicide par la fatalité sauront toujours se procurer le poison qui leur permettra d'exécuter leurs sinistres projets.

Pour faciliter l'installation et l'approvisionnement de notre pharmacie, nous indiquons tous les produits essentiels qu'il est bon de posséder chez soi et nous consacrons à chacun d'eux une courte notice, présentée sous la forme d'une étiquette, dans laquelle nous résumons ses propriétés, ses indications et ses doses normales. Ces étiquettes peuvent être découpées et collées sur des flacons ou sur des boîtes et constituent un aide-mémoire précieux qu'on peut consulter facilement quand on veut faire usage d'un médicament.

Les flacons seront disposés dans la pharmacie autant que possible par ordre alphabétique, de haut en bas et de gauche à droite.

ACIDE ACÉTIQUE

(ESPRIT DE VINAIGRE OU DE VÉNUS)

Propriétés : irritant, caustique pour peau et muqueuses.

Indications : employé en inhalations dans les syncopes, contrepoison des alcalis.

ACONIT

(ALCOOLATURE DE RACINES D'ACONIT : USITÉE)

Propriétés : excite d'abord et calme ensuite la sensibilité nerveuse, décongestionne les organes ; fait baisser la pression sanguine, la température fébrile et augmente les sécrétions.

Indications : névralgies, grippe, congestions cérébrale et pulmonaire, fièvre.

Doses : X gouttes jusqu'à dix ans ; puis de V à XXX, dans une infusion de tilleul ou de fleurs d'oranger, à prendre par cuillerée à soupe toutes les heures.

AMMONIAQUE

(ALCALI VOLATIL SOUS FORME DE SOLUTION AQUEUSE)

Propriétés : action irritante et caustique sur peau et muqueuses ; augmente excitabilité, sécrétion bronchique, urée et quantité d'urine.

Indications : broncho-pneumonie, ivresse, grippe, apoplexie, adynamie.

A l'extérieur : contre piqûres d'insectes, avec moitié eau.

Doses. — 1° Ammoniaque liquide : V à X gouttes dans un verre d'eau ;

2° Acétate d'ammoniaque : 5 gr. en potion.

3° Chlorhydrate d'ammoniaque : 1 à 2 gr. en potion ou pilules.

ANTIPYRINE

Propriétés : augmente d'abord, puis diminue la sensibilité ; resserre les vaisseaux et les dilate ensuite ; diminue urée et urine ; fait baisser la température.

Sera prise avec réserve la première fois ; car elle est mal tolérée par certains sujets, chez lesquels elle détermine des éruptions cutanées et une congestion des muqueuses très pénibles.

Indications : douleurs rhumatismales, névralgiques ; rhumatisme ; tuberculose ; pneumonie ; coqueluche ; diabète, hyperthermie.

Doses : 1 à 4 gr. en potion ou en cachets de 25 centigr. Ne doit jamais être associée à d'autres médicaments, sauf l'opium et ses alcaloïdes.

Cachets de 25 centigr. sont contenus dans cette boite.

ARISTOL

(POUDRE JAUNE INSOLUBLE DANS L'EAU ET DANS L'ALCOOL, SOLUBLE DANS L'ÉTHER)

Propriétés : très bon antiseptique, peu toxique ; remplace iodoforme.

Indications : plaies ulcéreuses des membres, de la face et du corps.

Dose : à volonté.

BELLADONE

(TEINTURE : TRÈS USITÉE)

Propriétés : augmente d'abord et diminue ensuite excitabilité sensitive des nerfs périphériques et de la moelle épinière ; tarit sécrétions salivaire, intestinale et sudorale. Dilate les pupilles.

Indications : sueurs nocturnes, névralgies, épilepsie, incontinence nocturne d'urines et spermatorrhée ; empoisonnements par : benzine, acide phénique, champignons.

Doses : II à X gouttes après 15 mois, ne pas en donner avant ; de 3 à 5 ans : V à X gouttes ; après, de XX à XXX gouttes.

BICARBONATE DE SOUDE

Propriétés : antiacide, digestif, diurétique; non toxique.

A faible dose avant repas : augmente sécrétion de l'acide chlorhydrique; après le repas, la diminue; augmente urée dans les urines.

Indications : petites doses avant repas dans l'hypochlorhydrie, dyspepsie atonique et gastrite chronique. Fortes doses dans l'ulcère de l'estomac; et après le repas dans l'hyperchlorhydrie ou maladie de Reichmann. Calculs des reins et du foie; diabète; obésité; cystite, blennorragie; empoisonnements par les acides.

Doses : 1 à 20 grammes par jour dans de l'eau.

CAFÉINE

Propriétés : excite système cérébro-spinal, centres respiratoire et cardiaque. Ralentit le pouls. Tonique cardiaque et diurétique.

Indications : syncopes, quand le cœur manque d'énergie.

Doses : en potion ou injection hypodermique : 25 à 50 centigrammes, mélangée à du benzoate de soude par parties égales.

Les paquets contenus dans cette boîte renferment 25 centigrammes de caféine et de benzoate de soude.

(Réservé au médecin.)

CHLORAL

Propriétés : engendre sommeil ; abolit la sensibilité; ralentit respiration et mouvements du cœur ; fait baisser la température et la pression sanguine en dilatant les vaisseaux ; augmente sécrétion des urines.

Indications : Insomnie, douleur, délire, névralgie, excitation cérébro-spinale; rhumatisme; hystérie; n'est nuisible que dans la myocardite et l'ulcère de l'estomac à cause de son action déprimante sur le cœur et irritante sur les muqueuses.

Doses : 1 à 4 grammes par jour ; 10 centigrammes chez l'enfant par année et par jour.

1 comprimé renferme 50 centigrammes de chloral. — Faire dissoudre dans eau sucrée, à prendre en 1 ou 2 fois, à 2 heures de distance.

CODÉINE

Indications : grippe, bronchite, *toux*.

Doses : défendue aux enfants jusqu'à 3 ans; pour les enfants de 5 à 10 ans, 1 cuillerée à café de sirop par jour, en plusieurs fois, dans infusion quelconque; 3 cuillerées à café de 10 à 15 ans; 1 cuillerée à soupe aux adultes matin et soir.

Le sirop contient 4 centigr. de codéine par cuillerée à soupe.

CHLOROFORME

Peu soluble dans l'eau; soluble dans l'alcool. Ne jamais l'employer pur.

Propriétés : anesthésique puissant dans toutes les affections douloureuses de l'estomac ou de la peau.

Doses : X à XXX gouttes dans une infusion sucrée à boire par cuillerée à soupe toutes les heures contre gastralgies.

Huile chloroformée (10 chloroforme, 100 huile) comme liniment dans les affections rhumatismales.

(Réservé au médecin.)

ÉLIXIR PARÉGORIQUE

TEINTURE D'OPIUM ANISÉE OU AMMONIACALE DU CODEX

Propriétés : calmantes, hypnotiques, antispasmodiques.

Indications : asthme, névralgies, vomissements, diarrhée, gastralgies.

Doses : 1 gramme ou L gouttes renferment 5 milligrammes d'extrait d'opium.

Enfants :

De 0 à 6 mois....	II à V	gouttes.
De 6 mois à 1 an.	V à X	—
De 1 à 2 ans......	X à XV	—
De 2 à 3 ans......	XV à XXX	—
De 3 à 5 ans......	1 à 2	grammes.
De 5 à 10 ans.....	2 à 10	—
Adultes.......	10 à 15	—

DIGITALE

Propriétés : excite grand sympathique ; ralentit, régularise et renforce les battements du cœur. Augmente la sécrétion des urines chez les cardiaques, ne la modifie pas chez les sujets sains.

Indications : maladies du cœur quand il existe essoufflement, diminution des urines, œdèmes ; néphrites quand le cœur se contracte faiblement. Pneumonie. Nuisible quand l'estomac est intolérant et quand le cœur fonctionne bien.

Doses : teinture très usitée. Aux enfants de 1 à 15 mois : I à III gouttes par jour ; de 15 mois à 3 ans : III à X ; de 3 à 5 ans : X à XV ; de 5 à 10 ans : XV à XX ; adultes : X à L gouttes.

(Réservé au médecin.)

ERGOT DE SEIGLE

CHAMPIGNON QUI SE DÉVELOPPE SUR LES SEIGLES ET SUR QUELQUES AUTRES CÉRÉALES

Propriétés : contracte les fibres lisses des artères et des muscles de la vessie et de l'utérus.

Indications : toutes les hémorragies.

Doses : en poudre à la dose de 2 à 4 grammes.

Les paquets contenus dans cette boîte renferment 50 centigrammes de poudre d'ergot de seigle.

ÉTHER SULFURIQUE

LIQUIDE INCOLORE, VOLATIL

INFLAMMABLE

Propriétés : active cœur et respiration ; anesthésie la peau.

Indications et Doses : contre syncope en injections sous la peau ; affections nerveuses, X à XX gouttes sur un morceau de sucre. Sirop : 1 cuillerée à soupe dans un quart de verre d'eau. *Liqueur d'Hoffmann* (alcool, éther par parties égales) : XX gouttes. Pulvérisations, en ayant soin de les faire loin de tout foyer de lumière. Inhalations dans les crises nerveuses. Enfants : de 1 à 15 mois, 1 à 2 cuillerées à café de sirop par jour ; puis de 3 à 5 cuillerées entre 15 mois et 4 ans.

GLYCÉRINE

LIQUIDE ÉPAIS, GLUANT, SUCRÉ, INODORE.

Propriétés : assouplit la peau ; augmente les sécrétions ; laxative en lavement.

Indications : gravelle hépatique ; constipation ; maladies de peau, engelures, gerçures.

Doses : à l'intérieur, 10 à 50 grammes ; 2 cuillerées à soupe pour un lavement laxatif.

IPÉCA

LE PRINCIPE ACTIF EST L'ÉMÉTINE

Propriétés : augmente sécrétion bronchique, ralentit cœur et respiration et fait tomber la pression sanguine.

Indications : embarras gastro-intestinal, dysenterie, hémoptysies, affections aiguës laryngo-broncho-pulmonaires ; empoisonnements. Nuisible aux vieillards et aux cardiaques.

Doses : poudre, 20 centigrammes au nouveau-né ; 30 centigrammes jusqu'à 1 an ; après 1 an, 50 centigrammes ; et à partir de 4 ans, un gramme.

TEINTURE D'IODE

Propriétés : révulsif énergique, résolutif, antiscrofuleux.

Indications : en application locale dans le rhumatisme, la pleurésie chronique, la bronchite aiguë, les stomatites, les angines.

Doses à l'intérieur : II à X gouttes, qui correspondent à 1 ou 5 centigrammes d'iode (dans un quart de verre d'eau et de vin).

LAURIER-CERISE

(EAU DE)

Liquide aromatique obtenu par la macération des feuilles dans l'eau et la distillation.

Propriétés : calmantes, sédatives, antispasmodique par l'acide cyanhydrique.

Indications : coqueluche, asthme, bronchite, névralgies.

Doses : L'eau qui contient 5 milligr. d'acide cyanhydrique par 10 grammes se prescrit à la dose de 1 à 10 grammes par jour dans de l'eau ou dans une infusion; le sirop à la dose de 5 à 10 grammes.

Chez les enfants : abstention jusqu'à 3 ans; de 3 à 5 ans : de 1 à 5 grammes; de 5 à 10 ans : 5 à 10 grammes.

S'emploie en applications externes contre les névralgies.

MERCURE (SUBLIMÉ)

POISON

SUBLIMÉ ou bichlorure de mercure.

Poudre cristalline, incolore, inodore, peu soluble dans l'eau simple, très soluble dans l'eau légèrement additionnée de sel de cuisine ou d'acide tartrique.

Propriétés, indications : s'emploie surtout à l'extérieur pour laver les plaies; antiseptique puissant, mais très toxique; en être très sobre chez les enfants au-dessous de 2 ans.

Doses : 1 gramme avec 1 gramme d'acide tartrique dans 1 litre d'eau bouillie.

Chaque comprimé contient 25 centigr. de sublimé.

(Réservé au médecin.)

LYSOL

LIQUIDE BRUN FONCÉ

A ODEUR PRONONCÉE DE CRÉOSOTE

Propriétés : plus antiseptique et moins toxique que le phénol.

Doses : 20 grammes pour 1 litre d'eau en lotions.

MAGNÉSIE CALCINÉE

LOURDE

MAGNÉSIE PURE OU DÉCARBONATÉE

Produit de la calcination du carbonate de magnésie, pèse trois fois plus que la magnésie légère.

Propriétés : antiacide, absorbante, laxative et purgative.

Indications : hyperchlorhydrie, pyrosis, gaz, flatulences; contrepoison de l'arsenic et des acides.

Doses : s'emploie délayée dans de l'eau chez les enfants de 1 à 15 mois : 1 à 2 grammes (représentée par le contenu de la cuillerée à moutarde); de 15 mois à 3 ans : 3 à 5 grammes; (1 cuillerée à café); de 5 à 10 ans : 5 à 8 grammes; adultes : 8 à 15 grammes.

CALOMEL

OU PROTOCHLORURE DE MERCURE

Poudre fine, inodore, insipide, insoluble dans l'eau et l'alcool.

Propriétés : à dose forte : purgatif et vermifuge : à dose faible et fractionnée : laxatif, antiputride, antiseptique intestinal.

Indications : gastro-entérites infantiles, intoxications intestinales, jaunisse, calculs biliaires, méningite.

Doses : Purgative chez les enfants :

De 1 à 6 mois.....	0,02 à 0,05	centigrammes.
De 6 mois à 2 ans.	0,05 à 0,15	—
De 2 à 5 ans......	0.15 à 0,30	—
De 5 à 12 ans.....	0,30 à 0,50	—
Chez les adultes....	50 cent. à 1 gramme.	

Chaque paquet contient 10 centigrammes de calomel.

S'administre mélangé à du sucre en poudre ou dans 3 cuillerées à café de miel à prendre en 2 ou 3 fois à 1/2 heure de distance ; ne donner que du lait comme boisson, le sel, les liquides salés, les amandes et les acides pouvant donner naissance à des composés toxiques : sublimé, cyanure de mercure. A dose antiseptique : un dixième de la dose purgative le matin à jeun, en pilule.

(Réservé au médecin.)

MORPHINE

ALCALOÏDE DE L'OPIUM

Propriétés : paralyse la sensibilité et calme la douleur.

Indication : douleur.

Doses : 1/2 à 1 centigramme en solution dans 1 gramme d'eau pour injection sous-cutanée. Le sirop qui contient 1 centigramme de morphine par cuillerée à soupe se donne à la dose de 1 à 2 cuillerées à soupe par jour. S'en abstenir chez les enfants au-dessous de 2 ans; plus tard, 1 milligramme par 3 années en injection ou en sirop jusqu'à 10 ans.

Chaque comprimé contient 1 centigr. de morphine.

(Réservé au médecin.)

QUININE

ALCALOÏDE DU QUINQUINA

Propriétés : fébrifuge, antiseptique, antipériodique.

Indications : fièvres paludéennes ; formes graves de la fièvre typhoïde ; grippe ; coqueluche ; névralgies ; infection puerpérale.

Doses : 10 à 50 centigrammes chez les enfants au-dessous de 2 ans ; après, de 50 centigrammes à 1 gramme en plusieurs fois.

Nuisible dans les affections aiguës de l'estomac et les états congestifs et adynamiques du cerveau.

Chaque comprimé contient 25 centigrammes de sulfate de quinine et de bicarbonate de soude.

RÉSORCINE

SOLUBLE DANS EAU, ALCOOL ET ÉTHER ; FONCE LES URINES

Propriétés : aussi antiseptique que l'acide phénique et pas toxique.

Indications : les mêmes que les antiseptiques en général ; à l'intérieur, employé contre les fièvres, les infections gastro-intestinales, la blennorragie et les maladies de peau.

Doses : à l'intérieur : 1 à 3 grammes par jour en cachets ou en solution ; à l'extérieur : 25 grammes pour 1 litre d'eau bouillie.

Chaque dose est de 25 grammes.

LAUDANUM

VIN D'OPIUM

Propriétés : calmantes, hypnotiques.

Indications : coliques, diarrhée, crachements de sang, insomnies, avortement.

Défendu dans les congestions du cerveau, les états d'affaissements organiques et les maladies des reins.

Doses : XXX gouttes contiennent 5 centigrammes d'extrait d'opium.

X à XXX gouttes dans un verre d'infusion à boire par cuillerée à soupe toutes les 2 heures ; XV gouttes dans un lavement ; XXX à L gouttes sur un cataplasme. Défendu aux enfants au-dessous de 3 ans ; après, I goutte par année jusqu'à 10 ans.

SANTONINE

PRINCIPE ACTIF DU SEMEN-CONTRA

(Artemisia Sieberi)

Propriétés : colore les urines en jaune.

Indications : ascarides lombricoïdes.

Doses : de 1 à 5 centigrammes chez les enfants au-dessous de 10 ans ; 5 à 10 chez les adultes.

Chaque tablette contient 1 centigramme de santonine.

ACIDE PHÉNIQUE

LIQUIDE TRÈS CAUSTIQUE ET TOXIQUE

Propriétés : antiseptique, antiputride.

Indications : carie dentaire, plaies, diphtérie, bronchite, gangrène pulmonaire.

Doses : à l'intérieur : sirop phéniqué à 1 pour 1,000, 2 à 3 cuillerées à soupe par jour dans les affections pulmonaires.

Usage externe : 10 grammes pour 1,000 grammes d'eau ; 20 centigrammes dans 2 verres d'eau en lavement.

En être sobre chez les enfants au-dessous de 2 ans.

Chaque comprimé contient 50 centigrammes d'acide.

SINAPISMES

Agent révulsif très utile contre toutes les formes de congestion cérébrale et les inflammations de l'appareil respiratoire : avant de les appliquer, les tremper dans l'eau tiède ; les laisser en place 2 à 5 minutes chez les enfants et 10 minutes chez les adultes.

SALICYLATE DE SOUDE

Propriétés : augmente la respiration, la sécrétion de la sueur, de la bile, l'excrétion de l'urée et de l'acide urique.

Indications : rhumatisme, courbatures, refroidissements, pleurésie, orchite, goutte.

Nuisible dans la grossesse, les affections rénales et l'adynamie cardiaque.

Doses. — Enfants :

De 1 à 3 ans.....	0 gr. 25 à 0 gr. 50 cent.
De 3 à 5 ans.....	1 à 2 grammes.
De 5 à 10 ans....	1 à 3 —
Adultes.........	2 à 8 —

Chaque comprimé contient 25 centigrammes. Doit être pris dissous dans une tasse de tisane pour épargner les voies digestives.

SÉNÉ (FEUILLES)

PRINCIPE ACTIF : ACIDE CATHARTIQUE.

Propriétés : purgatives avec coliques; resserre les fibres musculaires intestinales, utérines, vésicales.

Indications : constipation.

Nuisible dans la grossesse, la gastro-entérite aiguë et les hémorroïdes.

Doses : purgative : 10 grammes; laxative : 2 à 5 grammes.

En lavement, 20 grammes infusés dans 2 verres d'eau pendant 10 minutes.

Chaque paquet contient 5 grammes de feuilles de séné.

SULFATE DE MAGNÉSIE

SEL DE SEDLITZ OU D'EPSOM

Propriétés : purgatives.

Indications : constipation, embarras gastrique, grossesse, dysenterie.

Doses: de 1 à 15 mois : 2 grammes; de 15 mois à 3 ans : 2 à 5 grammes; de 3 à 5 ans : 5 à 8 grammes; de 5 à 10 ans : 8 à 10 grammes; 15 à 45 grammes chez les adultes.

Chaque dose contient 10 grammes de sel.

SULFATE DE SOUDE

SEL DE GLAUBER

Propriétés : purgatives.

Indications : constipation, embarras gastrique, grossesse, dysenterie.

Doses: de 1 à 15 mois : 2 grammes; de 15 mois à 3 ans : 2 à 5 grammes; de 3 à 5 ans : 5 à 8 grammes; de 5 à 10 ans : 8 à 10 grammes; 15 à 45 grammes chez les adultes.

Chaque dose contient 10 grammes de sel.

THYMOL

ACIDE THYMIQUE

Propriétés : antiseptique interne et externe très puissant; peu toxique.

Indications : affections chirurgicales, plaies, etc.; antiseptique intestinal.

Doses : à l'intérieur, 1 à 2 grammes en solution dans 125 grammes d'eau sucrée par cuillerée à soupe toutes les 2 heures; 5 milligrammes dans le choléra des enfants, en potion.

Usage externe : 1 gramme dans 1 litre d'eau contenant 25 grammes d'alcool.

VALÉRIANE

Propriétés : antispasmodique, calmant excellent de l'excitabilité réflexe cérébro-spinale.

Indications : nervosité, neurasthénie, hystérie, irritabilité cardiaque, diabète.

Doses : Poudre : 2 à 5 grammes en cachets; extrait : 1 gramme; tisane : 10 grammes de racine dans 1 litre d'eau, à boire par tasse toutes les 2 heures.

Valérianate d'ammoniaque composé, formule Pierlot : 1 à 3 cuillerées à café, dans un 1/2 verre d'eau sucrée et par jour.

Enfants : abstention de 1 à 15 mois; de 15 mois à 5 ans : 1/2 cuillerée à café dans une tasse de tilleul à faire prendre par cuillerée à café toutes les heures; de 3 à 5 ans : 1 cuillerée à café; de 5 à 10 ans : 1 à 2 cuillerées à café par jour. Comprimés : 1 à 4 par jour.

PERMANGANATE DE POTASSE

Excellent Antiseptique

POUR LAVER

les Plaies, les Piqûres d'Insectes, les Morsures de Chiens ou de Serpents.

2 à 4 comprimés pour 1 litre d'eau bouillie.

CHLORURE DE MAGNÉSIUM

CONTREPOISON DU SEL D'OSEILLE OU OXALATE DE POTASSE

Dose : 20 grammes dans 2 verres d'eau, à boire par quart de verre à demi-heure de distance.

FLEURS DE TILLEUL

ANTINERVEUSES

ANTISPASMODIQUES

SUCRATE DE CHAUX

CONTREPOISON DE L'ACIDE PHÉNIQUE

Dose : 25 grammes dans 1,000 grammes d'eau, à boire par demi-verre chaque demi-heure.

FLEURS D'ORANGER

SÉDATIVES

TAFFETAS D'ANGLETERRE

Mouillé légèrement et appliqué sur les plaies, il constitue une membrane adhésive très précieuse.

HUILE DE RICIN

OBTENUE PAR L'EXPRESSION A FROID DES GRAINES DU *RICINUS COMMUNIS*

PURGATIF DOUX

De 1 à 12 mois. . .	2 à 5 gr.
De 12 mois à 2 ans.	5 à 10 —
De 2 à 6 ans. . . .	10 à 15 —
De 6 à 15 ans. . . .	15 à 25 —
Adultes.	30 à 50 —

MIXTURE VENIFUGE

CONTRE PIQÛRES D'ABEILLES, DE GUÊPES, DE FRELONS ET DE FOURMIS

Ether acétique.	2 gr.
Eucalyptol.	5 —
Teinture de pyrèthre.	10 —
Eau distillée.	10 —
Eau de Cologne.	15 —

En application avec un tampon au niveau de la piqûre après l'avoir bien exprimée.

VÉSICATOIRE

EMPLATRE RÉVULSIF ET VÉSICANT TRÈS UTILE DANS LES AFFECTIONS INTERNES DE NATURE INFLAMMATOIRE

Ne pas oublier d'administrer 5 à 10 grammes de bicarbonate de soude dans les boissons prises durant l'application pour éviter l'action de la cantharide sur la vessie et qu'il est contre-indiqué chez les albuminuriques et les diabétiques.

MIXTURE VENIFUGE

CONTRE LA MORSURE DES SERPENTS ET DE LA VIPÈRE

Permanganate de potasse.	10 centigr.
Eau distillée.	100 gr.

Pour laver la plaie, et 4 à 5 seringues de Pravaz injectées autour de la plaie.

COLLODION

DISSOLUTION DE FULMICOTON DANS MÉLANGE D'ÉTHER SULFURIQUE ET D'ALCOOL

Utile pour protéger les plaies de la peau contre les agents infectieux et réunir leurs bords quand elles ne sont ni trop profondes, ni trop étendues.

Pour obtenir les médicaments nécessaires à l'approvisionnement de cette pharmacie, il est indispensable d'avoir un bon portant la signature d'un Docteur.

TEINTURE D'IODE

50 grammes.

A renouveler tous les trois mois.

VALÉRIANATE D'AMMONIAQUE

Valérianate d'ammoniaque.... } Extrait de valériane........... }	10 gr.
Eau distillée.................. } Glycerine neutre.............. }	15 gr.
Sirop simple	70 gr.

1 à 3 cuillerées à café par jour.

THYMOL OU ACIDE THYMIQUE

(POISON)

Acide thymique.	5 gr.
Alcool..........	25 —

Une cuillerée à café pour un litre d'eau.

COMPTE-GOUTTES

pour doser les teintures et alcoolatures.

Objets de pansements: coton hydrophile, bandes de gaze et de tarlatane; protective pour l'application directe sur les plaies pour les protéger contre les adhérences du coton ou de la gaze; gutta-percha pour recouvrir les pansements qui doivent être conservés humides.

Épingles de sûreté.

On peut composer aussi une pharmacie de poche avec des comprimés qui contiennent, sous un très petit volume, les médicaments les plus essentiels parmi les calmants, les digestifs, les fébrifuges et les antiseptiques et qui sont :

L'antipyrine.
Le bicarbonate de soude.
La pepsine et la pancréatine.
Le chloral.
La morphine.
La valériane (extrait).
Le permanganate de potasse.
Le sulfate de quinine.
Le salicylate de soude.
Le sublimé.
Et le taffetas d'Angleterre comme membrane adhésive pour la réunion des plaies.

TABLE DES AUTEURS

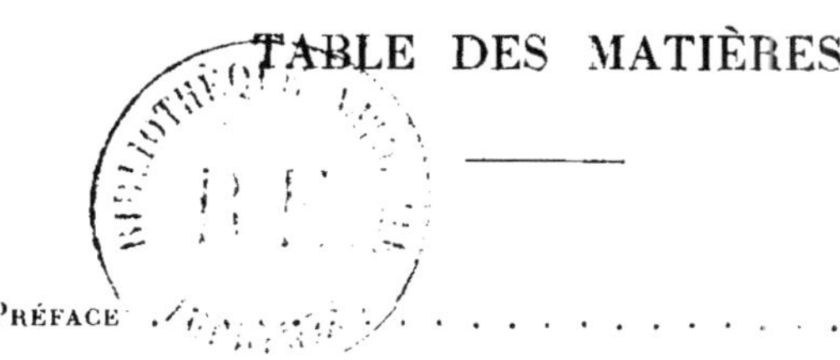

TABLE DES MATIÈRES

CHAPITRE PREMIER

Anatomie et Physiologie générales de l'appareil digestif.

CHAPITRE II

Régime de l'enfant de un à six mois.

CHAPITRE III

Repas des enfants.

CHAPITRE IV

Hygiène de la nourrice.

CHAPITRE V

Hygiène des enfants.

CHAPITRE VI

Éducation physique. Éducation morale.

NOTIONS DE PHYSIOLOGIE

INDISPENSABLES AUX MÈRES DE FAMILLE

APPENDICES

Choléra infantile. Choléra nostras.

Bordeaux. — Impr. G. Gounouilhou, 11, rue Guiraude

www.ingramcontent.com/pod-product-compliance
Ingram Content Group UK Ltd.
Pitfield, Milton Keynes, MK11 3LW, UK
UKHW020241180726
13839UKWH00001B/108